요가 지도자 과정

요가 마스터

기본 원리와 지도 기술

요가 마스터

초판 1쇄 인쇄 2023년 03월 20일
초판 1쇄 발행 2023년 04월 01일

지은이 김연진, 박윤지
펴낸이 한준희
펴낸곳 (주)아이콕스

교정·교열 윤혜민
표지디자인 이지선
본문디자인 프롬디자인
사진 박성영
모델 김연진, 박윤지, 황치웅
영업 김남권, 조용훈, 문성빈
경영지원 김효선, 이정민

주소 경기도 부천시 조마루로385번길 122 삼보테크노타워 2002호
홈페이지 www.icoxpublish.com
쇼핑몰 www.baek2.kr (백두도서쇼핑몰)
이메일 icoxpub@naver.com
전화 032) 674-5685
팩스 032) 676-5685
등록 2015년 7월 9일 제386-251002015000034호
ISBN 979-11-6426-234-2 (14510)
979-11-6426-230-4 (14510) 세트

요가 지도자 과정

요가 마스터

기본 원리와 지도 기술

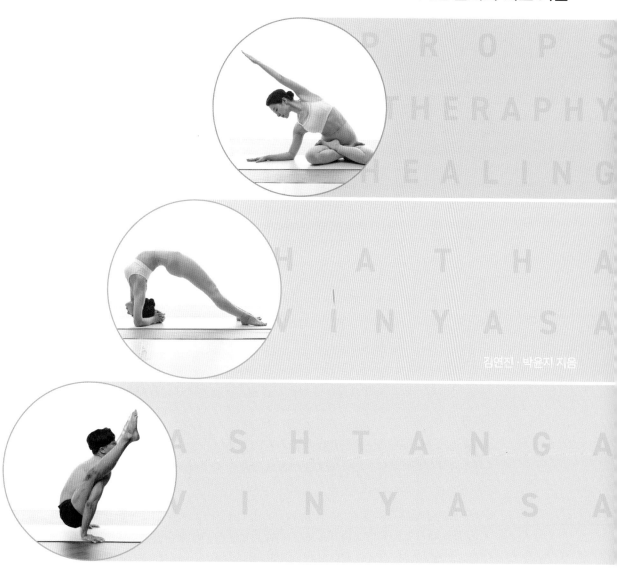

김연진 · 박윤지 지음

플레이북
PLAYBOOK

요가 시리즈를 마무리하며

요가는 참 묘한 특성이 있다. 마음만 먹으면 요가 학원은 물론이고 피트니스 센터, 각종 체육시설, 주민센터 등에서 쉽게 접할 수 있다. 그런데 음악 소리가 크고 활기찬 느낌이 드는 피트니스 센터보다는 고요하고 정적인 장소에서 하는 것이 더 선호되는 특이한 운동이다. 요가 교사의 역할 역시 이와 비슷하다. 대부분의 요가 교사들은 건강과 다이어트를 위한 운동을 가르치는 것으로 시작하지만, 요가에 몸을 담고 지내다 보면 운동의 측면으로만 보던 요가를 다른 관점에서 보기 시작한다. 그리고 좀 더 지나면 요가의 본질에 관심을 갖게 된다. 요가의 본질은 자기 자신을 명확히 알고, 행복과 지혜를 얻는 것이다. 요가의 본질을 알게 되면 이전까지 운동 목적으로만 요가를 가르치는 것과는 다른 방식으로 요가를 가르치게 된다.

우리가 이 책을 낸 목적은 많은 요가 교사들이 요가의 본질을 배움으로써 자신이 하는 일에 자긍심을 갖게 하기 위해서이다. 동시에 요가의 기초 지식과 안전한 아사나 수련 방법을 수련자들에게 쉽고 자세하게 알려주기 위해서이다. 기초라고 하면 으레 하는 말로 생각하고 그냥 지나쳐버리기 쉽지만, 요가 교사들은 인체를 다루는 일을 하기에 기초는 기술적인 부분보다도 훨씬 중요하다. 요가 교사가 기초를 이해하지 못하고 수업을 하게 되면 현장에서 여러 가지 문제에 봉착했을 때 제대로 해결하지 못하거나 수련생을 다치게 할 수 있다.

예를 들어, 서서 하는 자세를 수련 중인 초보자가 기초가 되는 토대 사용법을 제대로 알지 못하여 근육이 아닌 관절로 체중을 받치고 있다면, 관절에 통증이 생기거나 부상을 입을 수 있다. 토대뿐만 아니라, 모든 아사나 수련에서 관절과 근육을 움직일 때 주의해야 할 사항들이 있다. 그러므로 요가 교사는 신체의 관절과 근육을 사용하는 방법과 토대 사용법을 바르게 지도해 수련자가 부상을 입지 않고 안전하게 수련할 수 있도록 이끌어야 한다. 호흡 역시 마찬가지로 요가 수련의 가장 기초이자 중요한 요소이다. 그런데 아사나 수련 시 제대로 호흡하는 방법을 모르는 초보자는 잘못된 호흡으로 인해 관절을 삐

끗하거나 두통과 같은 부작용을 겪을 수 있다. 그렇게 되기 전에 요가 교사는 잘못된 호흡을 하는 수련자를 발견해 올바르게 지도해주어야 한다.

이 책에서는 요가 교사들이 자신의 몸을 이해하고 올바로 쓰는 방법, 또 그것을 토대로 수련자들을 안전하게 지도하는 방법을 제대로 습득했는지 점검하는 의미에서 모의고사를 출제하였다. 육체뿐 아니라 내면으로 들어가는 방법, 즉 명상에 대한 기초 단계도 포함되어 있다. 아사나와 호흡 수련을 제대로 하면 신체적 건강만 좋아지는 것이 아니라 주의집중력이 눈에 띄게 향상되며 의식이 내부를 향하는 것에도 익숙해진다. 이 주의집중력을 가지고 명상을 시작하면 아사나 수련 없이 명상에 바로 돌입할 때보다 훨씬 수월하며 효율적이다. 그러므로 요가 교사들이 아사나 수련과 명상을 결합한 수련법을 익히면 자기 자신을 더 잘 느끼며 파악할 수 있고, 향후 자신의 수련생들을 심신통합적으로 지도할 역량을 키울 수 있다.

또한 요가 교사들이 알아야 하는 전통적인 요가의 역사와 철학을 간략하게 소개한다. 요가를 수련하다 보면 생소한 개념들을 많이 접하게 되는데, 그 개념들이 요가와 대체 어떤 상관 관계에 있는지 혼란스러워질 수 있다. 전통 요가의 종류와 전통 요가의 수행 개념들이 머릿속에 정립되어 있다면 혼란을 피할 수 있기에 요가 교사에게는 꽤 중요한 부분이다. 뿐만 아니라 간혹 어려운 질문을 하는 수준 높은 수련자의 질문에도 당황하지 않고 적절한 답을 내어줄 수 있다.

시중에는 요가와 관련된 좋은 책들이 많다. 하지만 요가에 대해 통합적으로 다룬 서적은 좀처럼 찾아보기가 어려웠다는 점이 아쉬웠다. 요가 수련자들이 실질적인 지침으로 삼을 수 있으면서 동시에 현대 요가와 전통 요가와의 연결고리를 제시한 책이 있었으면 좋겠다는 생각을 했다. 현대 요가가 전통 요가의 정신 수양이라는 핵심을 품지 못한 채 운동법으로만 유행하면, 그 유행은 일시적일 수밖에 없고 더 많은 아사나와 새로운 방식만을 갈구하게 된다. 이는 한계가 명확하며 한편으로는 안타까운 일이다. 전통 요가의 정신 수양이라는 핵심을 수용함으로써 수련자들이 행복해지는 길이 바로 지척에 있는데 바깥에서 먼 길을 배회하는 셈이기 때문이다.

전통적인 요가 수행법은 나 자신이 이 세상에 홀로 떨어져 외부와 단절된 채 살아가는 개인이 아닌, 근원적인 뿌리를 갖고 서로 연결되어 있다는 신뢰감을 선사한다. 이러한 느낌은 더 이상 자신이 외로운 존재가 아니며, 스스로를 사랑하고 존중하는 방법을 깨닫도록 이끈다. 자신에 대한 존중과 사랑은 우리 개개인을 얽매임에서 좀 더 자유롭게 만들고, 성장하고 있다는 느낌을 선사하며, 눈 앞에 펼쳐진 세상을 더욱 다채롭고 흥미롭게 느끼게 만드는 마술같은 힘이 있다. 그러나 이러한 느낌을 얻기까지, 수련을 시작한 후 오래 걸릴 수 있기 때문에 지속하는 데 어려움을 느낄 수 있다. 또는 전통적인 요가 수련의 필요성을 찾지 못해 아예 시작조차 않는 이들이 더 많을 수도 있다. 따라서 트렌디한 감성의 현대 요가에 전통 요가의 핵심을 자연스럽게 연결한다면 많은 이들이 양쪽 요가의 장점을 얻을 수 있을 거라고 생각한다. 이렇게 부족하나마 전통 요가와 현대 요가의 관계를 잇고, 전체적인 요가의 특성을 아우르고자 노력한 책을 펴낼 기회를 얻게 된 것에 감사한 마음을 전한다.

김연진, 박윤지

한국요가자격검정협회 요가 Basic

1. 요가 Basic 인증 시험의 개요

소도구 요가, 테라피 요가, 힐링 요가의 전반적인 이해와 실습 능력 및 하타 요가와 빈야사 요가의 기초적인 이해와 실습 능력을 평가하기 위한 검정입니다.

2. 응시 자격 및 조건

연령: 해당 없음

학력: 제한 없음

기타 사항: 본 기관 또는 본 기관에서 인정한 교육 기관에서 교육을 이수한 자

3. 응시료 및 접수

종목	시험 과목	응시료	접수 방법
Basic	필기	50,000원	상기 검정은 지정 검정장을 통해 접수 가능하며, 무통장 입금 혹은 카드 결제 가능
	실기	100,000원	

4. 검정 과목 및 검정 기준

① 요가 Basic(필기) 검정 기준

구분	시험 과목	시험 문항	시험 시간	합격 기준
필기	소도구 요가 테라피 요가 힐링 요가 하타 요가 빈야사 요가 기초 명상 이론 기본 요가 철학	객관식+주관식	60분	총점 100점의 60점 이상

② 요가 Basic(실기) 검정 기준

구분	시험 과목	시험 문항	시험 시간	평가 점수
실기	교수법	전달력 명확한 발음과 음성의 크기 아사나 수행의 적절한 시간 배분	20분	40점
	시퀀스 짜기	전체적 균형 목적에 부합하는 시퀀스 매끄러운 흐름		30점
	아사나 수행 능력	전굴 후굴 비틀기 측면 늘이기 골반 개폐 거꾸로 서기 한 발로 서기	15분	25점
	명상 실습	촛불 명상과 수세기 명상 중 한 가지 진행	5분	5점
합격 기준	총점 100점의 60점 이상				

한국요가자격검정협회 요가 Intermediate

1. 요가 Intermediate 인증 시험의 개요

중상급 하타 요가와 빈야사 요가의 전반적인 이해와 실습 능력 및 아쉬탕가 요가 베이직 시퀀스의 기초적인 이해와 실습 능력을 평가하기 위한 검정입니다.

2. 응시 자격 및 조건

연령: 해당 없음

학력: 제한 없음

기타 사항: 본 협회에서 인정하는 교육 기관에서 요가 Basic 교육을 이수한 자

본 협회에서 시행하는 요가 Basic 자격을 취득한 자

3. 응시료 및 접수

종목	시험 과목	응시료	접수 방법
Intermediate	필기	50,000원	상기 검정은 지정 검정장을 통해 접수 가능하며, 무통장 입금 혹은 카드 결제 가능
	실기	150,000원	

4. 검정 과목 및 검정 기준

① 요가 Intermediate(필기) 검정 기준

구분	시험 과목	시험 문항	시험 시간	합격 기준
필기	소도구 요가 테라피 요가 힐링 요가 하타 요가 빈야사 요가 아쉬탕가 요가 베이직 명상 이론 요가 철학과 역사	객관식+주관식	60분	총점 100점의 60점 이상

② 요가 Intermediate(실기) 검정 기준

구분	시험 과목	시험 문항	시험 시간	평가 점수
실기	교수법	전달력 명확한 발음과 음성의 크기 아사나 수행의 적절한 시간 배분	30분	37점
	시퀀스 짜기	전체적 균형 목적에 부합하는 시퀀스 매끄러운 흐름		30점
	아사나 수행 능력	전굴 후굴 비틀기 측면 늘이기 골반 개폐 거꾸로 서기 한 발로 서기 팔로 몸 들어 올리기	15분	28점
	명상 실습	감각 관찰 명상	5분	5점
합격 기준	총점 100점의 60점 이상			

한국요가자격검정협회 요가 Advanced

/

1. 요가 Advanced 인증 시험의 개요

상급 하타 요가와 빈야사 요가 및 아쉬탕가 요가 프라이머리 풀 시리즈의 온전한 이해와 실습 능력을 평가하기 위한 검정입니다.

2. 응시 자격 및 조건

연령: 해당 없음

학력: 제한 없음

기타 사항: 본 협회에서 인정하는 교육 기관에서 요가 Basic 교육과 요가 Intermediate 교육을 이수한 자
　　　　　본 협회에서 시행하는 요가 Basic 자격과 Intermediate 자격을 취득한 자

3. 응시료 및 접수

종목	시험 과목	응시료	접수 방법
Advanced	필기	50,000원	상기 검정은 지정 검정장을 통해 접수 가능하며, 무통장 입금 혹은 카드 결제 가능
	실기	200,000원	

4. 검정 과목 및 검정 기준

① 요가 Advanced(필기) 검정 기준

구분	시험 과목	시험 문항	시험 시간	합격 기준
필기	소도구 요가 테라피 요가 힐링 요가 하타 요가 빈야사 요가 아쉬탕가 요가 풀 시리즈	객관식+주관식	60분	총점 100점의 60점 이상

② 요가 Advanced(실기) 검정 기준

구분	시험 과목	시험 문항	시험 시간	평가 점수
실기	교수법	전달력 명확한 발음과 음성의 크기 아사나 수행의 적절한 시간 배분	40분	37점
	시퀀스 짜기	전체적 균형 목적에 부합하는 시퀀스 매끄러운 흐름		30점
	아사나 수행 능력	전굴 후굴 비틀기 측면 늘이기 골반 개폐 거꾸로 서기 한 발로 서기 팔로 몸 들어 올리기	15분	28점
	명상 실습	감각 관찰 명상	5분	5점
합격 기준	총점 100점의 60점 이상			

contents

LESSON ONE

ABOUT YOGA

요가의
탄생과 발전

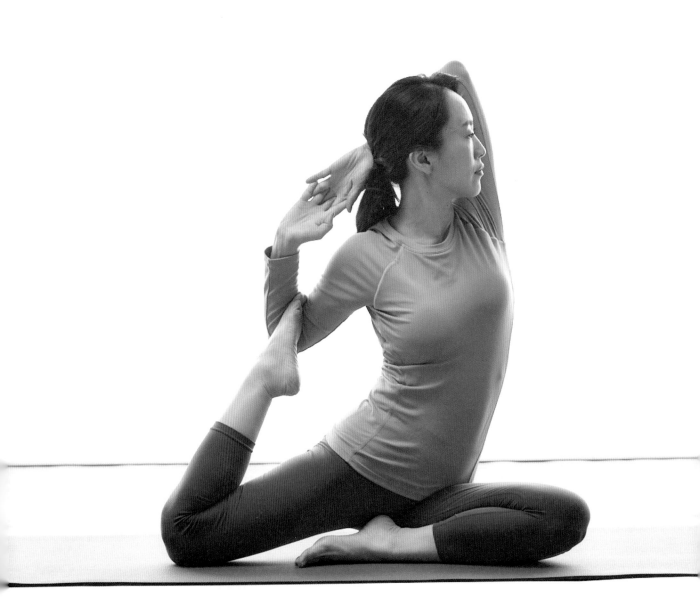

ABOUT YOGA

요가의 탄생과 발전

1
요가의 배경

요가 하면 대부분 스트레칭 운동을 가장 먼저 떠올린다. 그리고 일반 스트레칭보다는 훨씬 다양하고 어려운 동작들을 하는 것이라고 생각한다. 약 20~30년 전 우리나라에서는 요가를 괴상한 기예 정도로 여겼다. 당시에 어린 학생들 사이에 회자되던 요가의 대표적인 이미지는 앉아서 양쪽 다리를 목뒤에 걸고 좁은 상자에 쏙 들어가는 모습이었다. 그 모습은 아라비아에서 머리에 터번을 두른 남자가 피리를 불면 항아리 속에서 코브라가 나와 춤을 추는 기예, 혹은 공중 그네를 타는 서커스단의 묘기와 동급의 인상을 갖고 있었다.

이제는 요가를 직접 해본 적은 없어도 지인이 요가를 한다는 소리는 많이 들어봤을 것이다. 우리는 요가가 인도에서 유래했으며, 건강과 다이어트를 위해 하기 좋은 운동이라는 인식을 갖고 있다. 요가가 깊은 호흡을 중시하며 마음을 다스리는 효과를 언급하는 이들은 요가에 대해 좀 더 잘 알고 있는 사람들이다. 그렇지만 요가가 수천 년의 오랜 전통을 지닌 정신 수행 체계라는 사실은 모르는 이들이 더 많다. 사실 과거 인도의 요가와 현대에 유행하는 요가는 그 형태나 수련하는 목적이 아주 많이, 혹은 아예 다르다. 그도 그럴 만한 것이, 인도 내에서도 요가는 여러 종류가 있고 전수자의 관점에 따라 여러 다른 형태로 전해졌기 때문이다. 또한 서로 다른 수행 전통들이 섞이고 융합하면서 새로운 형태의 요가가 나타나기도 하고, 색다른 사상이 대두되면 이를 받아들여 자신의 것으로 재창출하기도 했다. 즉 요가는 오랜 세월 끊임없이 변화하고 분화해왔다. 요가의 이러한 '변신'은 인도의 복잡하고 다양하며 포용성이 큰 문화적 특성에 기인한다.

2
요가 사상의
발생과 역사

인도는 문화적 다양성이 매우 강한 나라이다. 세계 4대 문명 중 하나인 인더스 문명이 발달한 인도는 인도 아대륙이라고 부를 만큼 땅덩이가 넓고 언어도 여러 가지이다. 영어와 힌디어 등의 공용어는 15개지만 칸나다어, 마라티어, 구자라트어처럼 지역마다 다른 언어와 타밀어, 산스크리트 등 고전적인 언어까지 들면 450여 종에 이를 정도로 많다. 인종 또한 다양한 편이며 인종간 갈등도 큰 편이다. 인도의 남북간 갈등은 상당한 편인데 이는 기원전 1500년경 중앙아시아에서 침습해 들어온 아리아인(Arian, 인도-유럽어족)이 토착민인 드라비다인(Dravidian, 드라비다어족)을 밀어내며 지배 계층으로 군림하기 시작한 데 있다.

아리아인과 드라비다인은 백인과 흑인만큼이나 외양으로 확연히 구별된다. 아리아인은 피부가 희며 키가 큰 백인의 외모를 하고 있는 반면 토착민들은 골격이 작고 피부색이 어둡다. 이 피부색이 다른 외양은 인도 내에서 아주 오랫동안 차별의 근거가 되었다.[1] 아리아인들이 차지한 사제 계급인 브라만은 가장 높은 상위 지배 계급이었으며, 그들은 신과 소통하는 의식을 거행하고 신의 계시를 전달하는 일을 하였다. 지구촌의 여러 고대 부족 국가들은 지역을 막론하고 각기 신화를 가지고 있으며 신화 속의 신과 소통한다고 여기는 제사장을 존중하는 시대가 있었다. 인도도 마찬가지인 셈이다.

이렇게 신의 계시를 리쉬(Rsi)라고 부르는 선인들이 전달했고, 여기에 제례 규정과 종교 지식으로 살을 붙여 산스크리트로 기록한 문헌이 바로 베다(Veda)이다. 그리하여 베다 시대는 기원전 1500년경에 시작해 기원전 500년경까지 이어진다. 베다는 《리그베다》, 《사마베다》, 《야주르베다》, 《아타르바베다》 이렇게 4개가 있으며 이중 가장 먼저 성립된 것은 《리그베다》이다. 베다는 그 안에 상히타(Samhita, 본집: 신의 계시를 기록한 것), 브라흐마나(Brahmana, 제의서: 제사 의례를 기록한 것), 아란야카(Aranyaka, 삼림서: 수행자나 은둔 수행자를 위한 지침서), 우파니샤드(Upanisad, 상히타의 해설서 혹은 철학서)를 담고 있다.

이 오래된 문헌인 베다에는 인간이라는 존재에 대한 사유와 탐구를 한 고대 인도인들의 사상과 의례의식이 담겨 있으며, 우파니샤드는 그러한 철학적 사유의 결정체이다. 베다의 끝이라는 의미에서 베단타(Vedanta)라고 불리기도 하며, 비밀의 교의(教義), 심의서(深義書)라고도 한다. '우파니샤드'는 산스크리트로 '가까이 앉다'라는 뜻으로, 스승에게서 제자로 비밀리에 전수되는 진리라는 의미이다. 우파니샤드의 사상은 후대에 계속 영향을 미쳐 불교와 자이나교, 6파 철학을 거쳐 힌두교의 이론적, 사상적 근간을 이룬다.

---

1   우리에게 카스트 제도로 잘 알려진 신분 계층을 구분하는 제도는 원래 인도에 없었던 말로, 포르투갈 상인들이 사용한 말이다. 인도에서 오래 전부터 사용한 신분 제도는 색(色)이라는 의미를 담은 '바르나(varna)'이다. 바르나는 고대 인도 법전인 마누법전에 명시되어 있으며, 사제 계급인 브라만, 무사 계급인 크샤트리아, 평민 계급인 바이샤, 노예 계급인 수드라로 나뉘어 있다. 이는 기실 아리아인이 자신들의 지배를 공고히 하기 위해 만든 제도이다.

우파니샤드에서 가장 심층적으로 탐구한 것은 인간의 자아이다. 우리의 자아는 보편적이고 우주적 의식인 '브라흐마(Brahma)'가 개별화되어 나타난 '아트만(Atman)'이며, 우리는 아트만이라는 사실을 직관적으로 깨닫는 것으로 해탈할 수 있다고 생각했다. "내가 바로 그것이다(Tat tvam asi)"라는 우파니샤드의 구절은 이를 한 문장으로 압축한 것이다. 그러므로 우파니샤드의 수행은 자아에 대한 깊은 사색적 고찰이었으며, 이는 단순히 이성적인 사고를 의미하는 것이 아니라 '자신이 그'임을 직관하는 것을 말한다.

이 베다의 철학으로서 초기 우파니샤드 문헌들은 한참 후대인 중세에 성립된 문헌들인 요가 우파니샤드들과 구분하여 고전 우파니샤드라고 한다. 그리고 이 고전 우파니샤드 철학이 꽃을 피우며 인도에서는 베다를 인정하는 6개의 철학 학파와 인정하지 않는 학파가 등장한다.[1] 요가는 베다를 인정하는 6파 학파 중의 하나이다. 반면 인도인의 주요 사상적 근간인 베다를 인정하지 않는 학파는 불교와 자이나교가 있다. 둘 다 흥미롭게도 무사 계급인 크샤트리아 출신의 왕자 혹은 귀족이 베다 사상에 반발하며 일으킨 종교 철학으로, 이들은 세력을 확장하며 인도인들의 사상과 다른 종파들에 많은 영향을 미쳤다. 베다에서 중시하는 희생제의(신에게 희생물을 바치는 제사 의식)에 강력하게 반대하며 아힘사(불살생)를 계율로 내세웠다. 이들이 펼친 윤리적 사상들은 요가에도 영향을 주었을 것으로 보인다. 한편 당시 인도에도 유물론적 사상을 가진 이들이 있었으며, 그들은 베다를 인정하지 않았다. 유물론적 입장에서는 당연히 윤회와 자아, 업 사상의 개념으로 이루어진 베다 사상에 반대할 수밖에 없었을 것이다.

요가는 베다를 인정하며, 역시 베다를 인정하는 6파 철학 중 하나인 상키야(Samkhya)와 짝을 이룬다. 상키야가 인간 존재와 우주의 이치에 대해 이론적인 형이상학적인 바탕을 제공한다면 요가는 실천적 수행법을 제시한다. 이때 파탄잘리(Patanjali)라고 하는 인물이 당시에 알려져 있던 요가의 실천법과 이론을 모아 집대성한 문헌이 바로 《요가수트라》(Yoga-Sutra)이다. 《요가수트라》는 요가를 최초로 체계화한 문헌으로 요가 역사에 의의가 깊은 문헌이다. 《요가수트라》에 설명된 체계의 요가를 파탄잘리의 요가 혹은 고전 요가(classical-yoga)라고 부른다. 《요가수트라》에서는 아쉬탕가 요가(astanga yoga, 8단계 혹은 8지분 요가)의 체계를 설명하며, 세 번째 단계에 아사나를 상정한다. 하지만 이는 명상을 위한 좌법을 말하는 것으로, 건강을 위한 운동으로써 자세(체위)를 가리키는 현대 요가의 아사나와는 판이하게 다른 의미이다.

베다 시대 이후 요가에 대하여 다룬 우파니샤드나 《요가수트라》 외에 요가에서 중요하게 다루는 문헌으로 《바가바드기타》(Bhagavad-Githa)가 있다. 힌두교의 성전인 《바가바드기타》는 인도의 유명한 대서사시 《마하바라타》에 수록되어 있는 문헌으로, 인도 신화에서 세계를 유지하는 신 비슈누의 화신인 크리슈나가 왕의 아들인 아르주나에게 가르침을 주는 내용으로 구성되어 있다. 크리슈나가 아르주나를 위해 준 가르침이 지혜의 요가, 헌신의 요가, 행위의 요가, 이 세 가지의 요가이다. 그러나 이 요가는 다르게 말하면 영적인 진보를 이루기 위한 세 가지 길을 말하는 것으로, 지혜의 길, 헌신의 길, 행위의 길이라고 말하기도 한다. 《바가바드기타》의 세 가지 요가는 종교적인 색채가 강하며 특정한 실천 방법이 따로 존재하지 않는다. 아사나, 호흡과 같이 현대 요가에서 주력하는 수련법에 대해서는 다루지 않으며 영적인 지혜, 신에 대한 헌신, 행위를 할 때 마음을 내려놓는 것 등을 다룬다. 따라서 현대 아사나 중심의 요가와는 상당히 거리가 멀다고 보아야 한다.

---

1   인도의 철학 학파는 우주의 근본 원리와 신의 존재, 영성, 죽음 이후의 윤회 등을 다루기 때문에 종교적인 부분과 떨어뜨려 생각할 수 없다. 그러나 이들 학파들이 반드시 신을 인정하지는 않는다. 불교는 대표적으로 신을 인정하지 않는 종교이며, 요가의 이론적 바탕이 되는 상키야 학파는 무신론이며 요가 학파는 수행에 도움을 주는 신은 인정하지만 우주의 근본 원리로서 신을 인정하지는 않는다.

한편 베다 시대 이전 토착민이었던 인도의 드라비다인들의 전통에는 소와 물, 그리고 모신 숭배 사상이 있었다. 이들이 물을 숭배하는 사상은 지금까지도 인도인들이 갠지스 강을 신성시하는 관습과 연결되며 모신 숭배 사상은 후대에 등장한 탄트라(tantra) 계통의 여신 사원 등에서 찾아볼 수 있다. 하지만 가부장적인 베다 시대에는 남성신 숭배가 주류를 이루면서 여성신 숭배는 상대적으로 물밑에서 이루어졌다. 그러다 약 5세기 전후에 여성신 숭배가 부활하면서 비슷한 시기에 탄트라가 인도에 등장한다.[2] 탄트라는 인도의 어느 특정 인물이나 학파에 의해 생성된 것이 아니며 방대하고 복잡하다. 하지만 탄트라의 모든 학파들의 공통점은 탄트라 수행자들이 샥티, 칼리, 두르가 등으로 부르며 숭배하는 여신 즉 여성적 원리에 주목한다는 점이다. 탄트라에서 샥티는 우주적 근본 원리이자 순수 의식인 쉬바의 역동적인 에너지로, 세상의 모든 변화와 진화 배후에 있는 추진력이다.[3] 탄트라에서는 이러한 여성 원리에 대한 이해를 인체에 대응시켜 샥티의 생명력이 인체 내에서 또아리를 말고 있는 뱀의 형태로 상징되는 쿤달리니(kundalini)를 상정했다. 이 쿤달리니가 존재한다는 탄트라의 믿음은 구체적인 수행법을 발전시켰고, 탄트라뿐 아니라 전통 하타(hatha) 요가에까지 이어진다.

탄트라 이전 인도의 주류 철학들에서는 몸을 부정한 것으로 여기며 현상적·물질적 세계에 대해 완전한 무관심으로 결별해야 한다는 관점을 갖고 있었다. 이를 고행주의적 전통이라고 한다. 반면 탄트라는 그러한 고행주의적 관점을 뒤엎는 시도를 한다. 바로 현상적 세계는 우주의 근본 원리가 지닌 힘으로 창조

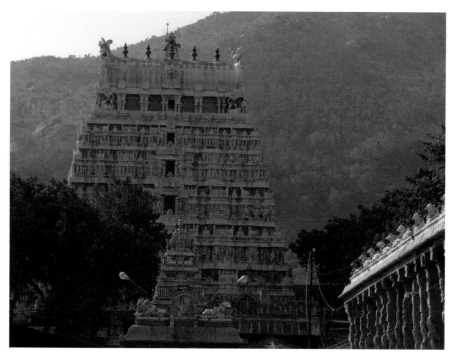

▲ 쉬바신의 사원: 탄트라는 각각 힌두교 신인 쉬바, 비슈누, 샥티를 숭배하는 종파로 나뉜다.

2   《종교와 문화 제10호》의 〈『Devi-Mahatmya』에 나타난 힌두 여신(Devi)의 특성과 그 등장 배경〉, 심재관, 서울대학교 종교문제연구소, 2004, 127~149페이지 참고

3   《요가 전통》, 게오르그 호이에른슈타인, 김형준 옮김, 도서출판 무우수, 2008, 688페이지 참고

되고 드러난 것이기에 '현상적 세계와 근본 원리는 동체'라는 주장이다. 탄트라는 육체와 영적 존재의 통합을 위해 몸을 도구로 이용해 해탈하는 수행 실천법을 시도하였으며 이는 기존 주류 철학들의 입장과는 매우 다른 것이었다. 이전의 고행주의 전통에서 절제를 미덕으로 여기며 육체는 영혼을 가두는 감옥으로 생각하는 기조에서 벗어난 탄트라의 '몸은 신이 머무르는 신전이자 해탈의 도구'라는 새로운 사상은 매우 개혁적이었고, 인도 대륙 일대에 변화를 일으켰으며 인도 대중에게 많은 사랑을 받았다.

탄트라의 새롭고 혁신적인 사상은 현대의 아사나 중심 요가(이후 현대 하타 요가)에 이르기까지 커다란 영향을 미쳤다. 현대 하타 요가의 입장에서 탄트라가 중요한 이유는 두 가지이다. 첫 번째는 앞서 밝혔듯 신체는 더 이상 영혼을 가두는 감옥이 아니라 신이 거주하는 신전으로써, 해탈의 도구로 보는 관점을 탄트라에서 제공하였다는 점이다. 이러한 사상은 탄트라가 한창 확장되던 시기에 등장한 전통 하타 요가(이하 하타 요가)[1]로 고스란히 이어진다. 그러면서 하타 요가는 호흡과 신체를 주축으로 한 특수한 수련법과 요가 생리학이 발전했다. 그리고 이 하타 요가의 일부 수련법에 영향을 받아 생겨난 것이 현대의 하타 요가이다. 따라서 요가 교사라면 인도 중세의 하타 요가 전통에 대해 알아둘 필요가 있다.

두 번째는 하타 요가의 사상과 실천 수행법이 탄트라 계열의 수행자로부터 전해졌을 것으로 추정되기 때문이다. 하타 요가의 계보에는 여러 명의 전설적인 스승들이 전해진다. 하타 요가의 최초 스승은 요가의 신 쉬바이며, 쉬바로부터 가르침을 받은 마첸드라(Matsyendra)에게서 고락샤(Goraksa)에게로 요가의

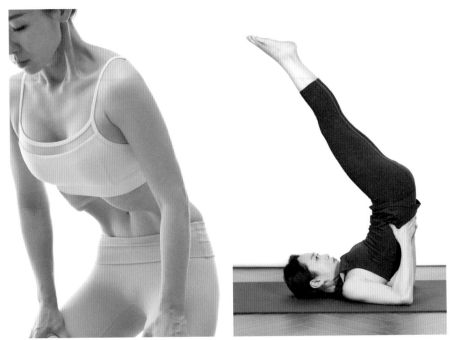

▲ 하타 요가의 신체 내 에너지 조절과 인체 생명력 보존을 위해 수련하는 것으로 알려진 반다와 도립 무드라이다. 왼쪽은 웃디야나 반다, 오른쪽은 비파리타 카라니 무드라의 수련 모습.

---

1 여기서 설명하는 하타 요가는 현대의 아사나 중심 하타 요가와는 다른 요가로, 중세 인도에서 발전한 쿤달리니 요가의 계열로 보아야 한다. 현대 하타 요가의 이름은 이 인도 중세의 하타 요가에서 따온 것이다. 이 책의 뒤에서 나올 모의고사 및 이 책의 시리즈인 《중급자를 위한 하타·빈야사 요가》와 《상급자를 위한 아쉬탕가 빈야사 요가》에서는 구별을 위해 인도 중세의 하타 요가를 '전통 하타 요가'라고 표기했다.

정수가 전해졌다고 한다. 사실 마첸드라는 본디 탄트라의 수행자로 실존한 인물이었을 것으로 추정된다.[2] 고락샤는 하타 요가의 전신인 나타(natha)라는 요가 단체의 시조로, 약 9~13세기 사이에 생존했을 것이라고 추정한다.

그의 가르침에 등장하는 차크라, 나디, 그란티, 쿤달리니 등의 개념은 탄트라에서도 잘 알려진 개념이다. 고락샤가 남긴 문헌인 《고락샤 샤타카》(Goraksa-Sataka)에서는 무드라, 반다, 호흡법과 같은 하타 요가 수행법과 나디, 쿤달리니, 차크라와 같은 요가 생리학에 대해 다룬다. 하지만 이러한 요가 생리학은 보이지 않는 인체의 미묘한 에너지를 다룬 것으로 수행자의 치열한 노력으로 얻은 직관을 통해 알아내거나 경험한 것들이다. 따라서 서양 의학적 생리학으로는 이해할 수 없으며 어쩌면 어처구니없는 낭설로 느껴질 수도 있다.

이후 하타 요가는 인도에서 번성하며 쿤달리니 각성을 위한 호흡 수련과 반다, 생명력을 조절하는 무드라 수행 등을 발전시켰다. 하타 요가가 중세부터 근대 이전 인도에서 번성했다는 의견은 수많은 하타 요가의 문헌들이 발견되고 그 문헌들의 연구가 활발해지면서 생겨났다. 하타 요가의 주요 문헌으로는 14~15세기의 인물인 스와트마라마 요긴드라(Svatmarama Yogindra)가 저술한 《하타 프라디피카》(Hatha Pradipika)가 가장 유명하며, 14세기 문헌이라고 알려진 《쉬바 상히타》(Siva Samhita), 17~18세기에 구성되었다고 보는 《게란다 상히타》(Gheranda Samhita)가 잘 알려진 편이다.[3] 이들 하타 요가의 문헌에서는 기존 요가 생리학과 수행법들을 다루며, 호흡과 무드라, 반다 수련을 중시한다. 이들 문헌에서 언급되는 아사나 중에는 다누라 아사나(활 자세), 마유라 아사나(공작 자세)와 같이 좌법이 아닌 신체 단련에 도움이 되는 체위들이 나타난다. 그러나 아사나의 개수는 현대 하타 요가의 아사나가 수백 개인 것에 비해 매우 적다. 《하타 요가 프라디피카》는 15개, 《쉬바 상히타》는 명상을 위한 좌법 4개, 《게란다 상히타》의 경우 32개의 아사나가 언급되지만 호흡 수련이나 반다, 무드라에 비해 비중 있게 다루어지지는 않는다. 반면 후대에 등장하는 문헌들일수록 좀 더 아사나를 중시하며 아사나의 개수를 경쟁적으로 늘리는 경향이 나타난다. 그러나 하타 요가가 현대의 아사나 중심 요가(현대의 하타 요가)와 정확히 어떻게 연결되는지는 알려진 바가 없다. 19세기 인도가 영국의 침략을 받는 동안 일어난 사회적 변혁 속에서 전통 하타 요가의 스승에서 제자로 이어지는 계보나 전통이 거의 끊어지다시피 한 탓이다. 영국 강점기 시대 인도에 근현대화가 이루어지는 동안 하타 요가는 쇠락의 길을 걸었다. 하타 요가는 스승에서 제자로 비의적으로 전수되는 폐쇄성과 은둔성을 지닌 탓에 그 수련법이 대중적으로 밝혀진 바가 없으며, 하타 요가의 문헌이 적잖이 발굴되는 것과는 달리 하타 요가의 전통적 명맥을 잇는 단체는 찾기가 어렵다는 특징이 있다. 또한 하타 요가의 개인 전수자라면 정통성과 신뢰성을 얻는 데 어려움이 있을 것이다. 한편 현대 요가는 수련하는 목적이 하타 요가와는 많이 다르며 대중화 및 자본화를 꾀하기에 많은 점에서 대치된다. 앞서 언급한 여러 가지 이유로 하타 요가와 현대 요가와의 접점을 명확하게 규명하기란 어려운 일이다.

요가의 역사에서 중요하게 기억해야 할 것은 고대 인도 사회에서 시작된 인간 존재에 대한 사유가 점차 깊고 정교해져 여러 철학이 성립되었다는 것과, 여기에 기반하여 인간의 한계를 넘어서기 위한 방법을 모색한 결과가 바로 요가라는 것이다. 인도에서 출발한 영적 수행 단체들은 각기 자기들의 요가 수련법을 갖고 있으며, 따라서 요가는 기반 철학에 따라 매우 다른 형태가 될 수 있다. 또한 요가는 인도의 신화,

---

2   〈Nāth Sampradāya〉, James Mallison, Brill, 2011, 1페이지 참고

3   《쉬바 상히타》의 경우 17세기 말에서 18세기 초에 성립된 문헌이라고 보는 학자들도 있다. 《쉬바 상히타》는 탄트라의 문헌으로 보기도 한다.

철학, 종교와 떼려야 뗄 수 없는 관계에 있으며, 인도의 복잡하고 다양한 문화의 융합과 발전 속에서 여러 갈래로 발달했다. 그리고 후대로 갈수록 개인의 사상이나 이름으로 요가 체계를 새로 세우는 경향까지 합쳐져 요가의 종류가 더욱 많아지고 복잡해졌다. 그러므로 우리가 알고 있는 아사나 위주의 현대 요가는 전체 요가의 아주 일부이며, 그나마도 서구 사회를 거쳐 들어오는 동안 요가의 원래 의미와는 많이 다르다는 점을 간과하지 말아야 한다.

3
요가의 의미

요가는 '함께 연결하다', '멍에를 씌우다', '묶어두다'라는 의미의 동사 어근인 'yuj'에서 파생한 말이다. 통상적으로는 신과의 결합을 의미한다고 풀이한다. 요가의 '멍에를 씌우다', '말을 마차에 묶다'라는 개념을 쉽게 설명한 것으로는 인도 고대의 문헌인 《카타 우파니샤드》(Katha Upanisad)의 구절을 들 수 있다.

《카타 우파니샤드》에서는 감각 기관을 말에, 육체를 마차에, 마음은 고삐에, 지성은 마부에, 영혼은 마차를 타고 있는 주인에 빗대 요가를 설명했다. 마차는 우리의 몸이며 말은 우리 몸의 감각들이고, 이것을 통제하는 마부는 우리의 지성, 마차 안에 타고 있는 주인은 우리 각자의 자아(atman, 개인적 영혼)이다. 이 말들이 달리는 길은 감각 대상을 의미한다. 훈련되지 않은 말들이 자기들이 가고 싶은 곳으로 제멋대로 내달리듯이, 통제되지 않는 감각 기관들은 외부 대상을 향해 정처 없이 헤맨다. 마치 철이 자석에 이끌리듯 감각 기관들은 각자의 감각 대상을 향해 나아가는 성향이 있다. 말들을 제대로 다스리지 않는 한 마차의 주인이 원하는 목적지에 도착할 수 없듯 감각 기관을 잘 다스리지 않는 한 몸은 감각의 노예가 될 것이다. 《카타 우파니샤드》의 이러한 이야기는 날뛰는 말과 같은 감각 기관에 마음(manas)이라는 고삐를 채우고, 지성(buddhi)이라는 마부가 고삐(마음)을 단단히 잡고 통제하여, 마차를 탄 주인인 자아의 목적지인 해탈에 도달하는 과정을 비유한 것으로 이 과정이 요가이자 '요가를 얻는 것'이라고 설명된다. 《카타 우파니샤드》의 마차와 말에 대한 비유는 요가를 설명할 때 등장하는 단골 소재이다. 감각 기관을 통제하고 정신을 내부로 집중하는 노력을 촉구하는 이 사상은 좀 더 후대에 등장한 파탄잘리 요가로 이어진다. 파탄잘리의 요가에 대해서는 뒤에서 좀 더 상세히 다룰 것이다.

시대와 지역마다 다른 여러 가지 요가들이 있지만, 이들 요가라는 틀 안에 면면히 흐르며 관통해온 핵심을 짚자면, 바로 영성과 해탈(moksa)이라고 말할 수 있다. 요가는 인도인들이 오래 전 과거에서부터 가지고 있던 해탈이라는 관념과 직접적인 관련이 있다. 해탈은 편협한 자아(에고)를 초월하고 높은 의식을 고취하여 현상계에 얽매이지 않는 자유로운 상태를 가리킨다. 따라서 해방이라고도 표현하며, 이 해탈이라는 단어는 인도의 정신 문화를 말할 때 매우 중요한 키워드이다. '요가'는 이 해탈을 궁극적 목적으로 삼고 영성을 계발하기 위한 실천 수행법을 가리킨다. 동시에 깨달음을 얻었거나 해탈을 성취한 상태를 가리킬 때에도 사용한다. 따라서 요가는 과연 영성이란 무엇인지, 어떻게 궁극적인 목적을 달성할 것인지에 대한 담론의 장이자 사상이며 실천 수행법을 가리킨다. 동시에 해탈과 깨달음을 얻은 상태를 의미하기도 하며, 요가 수행 전통을 따르는 단체들을 가리키는 말까지 망라하는 것으로 폭넓게 사용하는 단어라는 것을 이해하면 틀리지는 않을 것이다.

4
인도 전통의 요가

인도 내에서 깨달음을 추구하는 요가는 파탄잘리 요가, 갸나 요가, 박티 요가, 카르마 요가, 탄트라 요가, 쿤달리니 요가, 하타 요가, 라자 요가, 만트라 요가 등 관점과 방식이 다른 여러 가지 전통 혹은 단체가 있다. 이들 요가의 출현 시기와 사상은 각자 조금씩 차이가 있지만 자아를 초월한 해탈을 추구하는 수행이라는 큰 줄기는 같다. 인도 내에서 이렇게 여러 가지 다른 요가들이 등장한 데에는, 요가 전수자의 개성이나 시대 배경에 따라 강조점이나 주요 수행 방법이 달라졌기 때문이다. 각각 다른 이름의 요가들은 유명한 문헌에서 한꺼번에 등장하기도 한다. 대표적인 것이 《바가바드기타》에 등장하는 세 가지의 요가이다.

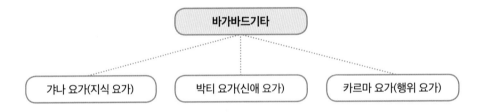

● 갸나 요가: 지혜의 요가

갸나(jnana)는 지식을 의미한다. 여기서 지식은 학문적 지식이 아닌, 직관적인 지식이고 깨달음의 지식이다. 고전 우파니샤드에서는 직관적인 지혜로 세상 이치를 깨달을 것을 촉구한다. 직관적인 지혜를 얻기 위해서는 신의 말씀 혹은 전해져오는 가르침을 사색하고 고찰해야 한다. 인도 6파 철학 중 고전 우파니샤드의 철학을 잇는 베단타 학파는 갸나 요가를 추구하며, 대중이 쉽게 접근하기는 어렵다고 알려져 있다.

● 박티 요가: 신에 대한 헌신 또는 사랑의 요가

박티(bhakti)는 헌신 혹은 사랑을 의미한다. 박티 요가 수행자는 신에 대한 지극한 사랑과 헌신을 통해 신과의 합일을 추구한다. 《바가바드기타》에서 크리슈나는 박티 요가를 다른 요가보다 더 월등하다고 말한다.[1] 박티 요가는 각자 자기의 신에게 푸자(puja, 꽃과 과일을 올리며 인도 특유의 형식이 있는 예배)를 하거나 만트라를 하면서 마음속 깊이 흠모하며 섬기는 방식의 실천을 통해 신과의 합일 또는 은총을 얻기를 간

---

1   물론 이에 대해서는 갸나 요가를 중심으로 수행하는 베단타의 학자들 외 견해를 달리하는 학자들의 이견이 있다.
     이에 관한 논란은 《바가바드 기따》(문을식, 서강대학교 출판부, 2012)의 325~329페이지 참고

구하는 요가이다. 여기서 신의 은총이란 기복 신앙에서 에고의 소원을 들어주는 것을 의미하는 것이 아니라, 물질적 세상에서 벗어나 자아를 초월한 해탈을 가능하게 하는 은총을 말한다. 인도에 가면 이러한 문화사상을 체험할 수 있다 사원마다 여러 신들을 모신 사당이 있으며, 가정 내에도 자그마하게 신을 모신 사당이 있는 경우가 많다. 박티 요가는 대중적으로 쉽게 접근할 수 있으며 확실히 인도 대중에게 인기가 높다.

● 카르마 요가: 행위의 요가

카르마(karma)는 과보를 의미하는 것으로 업(業)으로도 번역되는 단어이다. 카르마 요가는 과보, 즉 결과에 집착하지 않고 행위하는 것을 의미한다. 《바가바드기타》에서 아르주나는 자신의 사촌들과 전쟁을 치러 그들에게 해를 가해야 한다는 점에서 망설인다. 스승인 크리슈나는 아르주나에게 그것은 단지 그의 다르마(우주 법칙에 따라 정해진 운명)이므로, 모든 결과는 신에게 맡기고 사명감을 가지고 그저 의무를 다 하라고 가르친다. 모든 결과를 신에게 맡기라는 권유에서 알 수 있듯, 카르마 요가를 하려면 사심을 버려야 한다. 행위를 함에 있어 개인의 어떠한 사견도 욕망도 개입시키지 않은 채, 그저 주어진 일에 묵묵히 최선을 다해야 하기 때문이다. 인도가 영국의 지배하에 있을 때, 비폭력 독립 운동을 일으킨 성자로 유명한 마하트마 간디(1869~1948)는 대표적인 카르마 요가 수행자이다.

이 세 가지 요가들은 각기 세 가지의 길(marga)라고도 하며, 서로 대치하는 것이 아니라 주안점이 다른 것뿐이다. 각자 자신에게 맞는 방법을 선택하여 실천하면 된다고 하지만, 결국 세 가지의 요가는 상호보완 관계에 있다. 왜냐하면 올바르게 행위의 요가를 하려면 어떻게 하는 것이 올바른 행위인지 분별할 수 있는 지혜의 요가가 밑받침되어야 하고, 지혜의 요가를 하려면 물질 세계를 초월한 어떤 절대적인 존재 또는 원리와 해탈이 가능하다는 믿음과, 헌신적 행위가 뒷받침될 때 지혜를 얻을 수 있기 때문이다. 이처럼 세 가지의 요가는 비록 주안점은 다를 수는 있지만, 3개의 다리를 받친 향로와 같이 서로 상호보완하며 각자 없어서는 안 되는 실천 요가이다.

한편 파탄잘리가 당시 흩어져 있던 요가의 자료들을 모아 집성한 것으로 알려진 《요가수트라》에는 두 가지 형태의 요가가 등장한다. 8단계(또는 8지분) 요가로 번역되는 아쉬탕가 요가와 크리야 요가이다.

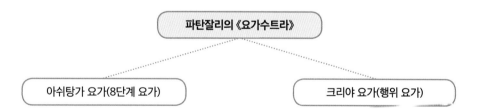

```
파탄잘리의 《요가수트라》
   ├── 아쉬탕가 요가(8단계 요가)
   └── 크리야 요가(행위 요가)
```

● 아쉬탕가 요가

아쉬탕가(astanga)는 8개의 가지라는 의미이다. 아쉬탕가 요가는 그 이름이 의미하는 바와 같이 윤리도덕 규칙, 자기 수련, 좌법, 호흡, 감각의 철수, 집중, 선정, 삼매의 8단계로 이루어진 요가이다. 수많은 요가 문헌 중에서 세계적으로 가장 많이 연구된 것은 파탄잘리의 《요가수트라》이며, 이 문헌에서 정립된 아쉬탕가 요가(8단계 요가)는 현대의 요가 수행자들 사이에서 아주 잘 알려진 요가 체계이다. 아쉬탕가 요가(8단계 요가)의 각 단계에 대해서는 뒤에서 서술할 것이다. 요가난다의 크리야 요가와 마찬가지로, 20세기에 등장한 파타비 조이스가 정립한 아쉬탕가 요가와는 전혀 다르다.

● 크리야 요가

고행, 자기 학습, 신에 대한 헌신으로 이루어진 요가이다. 크리야(kriya)는 행위를 의미하지만 《바가바드 기타》의 카르마 요가와는 다르다. 《요가수트라》의 크리야 요가는 마음을 동요하게 만드는 요인들을 제 거하고 삼매를 고무하는 실천법으로, 8단계 요가에 앞서 예비적인 성격을 띤 요가로 보기도 한다. 한편 19~20세기 인물인 요가난다가 정립한 동일한 이름의 크리야 요가에서는 쿤달리니 각성과 신체 정화법 등의 인도 전통 하타 요가의 수련 기법을 사용한다. 그러므로 《요가수트라》의 크리야 요가와 요가난다가 정립한 크리야 요가는 실천 체계가 다른 것이라고 보아야 한다.

● 탄트라 요가

탄트라 요가는 여신 숭배 전통에서 발전하여 8~12세기경 전성기를 누린 탄트라의 강력한 실천 수련이 다. 탄트라에서는 궁극적 실재로서 남성 원리인 쉬바(siva)를, 쉬바의 배우자이자 생명을 창조하고 진화하 도록 하는 능력을 지닌 여성 원리인 샥티(sakti)를 상정한다. 쉬바는 세상에 편재하는 궁극적 원리이지만 무활동성의 의식이고, 샥티는 무한한 활동력으로 이 세상을 창조한다. 둘은 하나이고 떨어뜨려 생각할 수 없는 양면성을 지닌 하나의 근원이다. 따라서 탄트라에 의하면 현상 세계는 쉬바의 능동적 힘인 샥티 에 의해 나타난 '초월적인 존재-의식-지복(sat-cit-ananda)과 동체'[1]로서 더 이상 부정적인 것이 아니라 신 의 현현(세상에 자신을 드러냄)이다. 탄트라는 이러한 세계관을 인간에 적용한 소우주-대우주론을 구상하 였다. 소우주-대우주론은 대우주에 있는 것은 소우주인 인간에게도 그대로 축약되어 있을 것이라는 사 상이다. 탄트라에서는 대우주의 배후 추진력이자 여성 원리인 샥티가 그대로 인간의 몸에 내재되어 있을 것이라고 여겼고, 쿤달리니-샥티에 주목하였다. 그에 따라 인체 내에 잠들어 있는 신의 힘과 동일한 쿤달 리니-샥티와 쉬바의 합일을 통해 해탈을 얻을 수 있다는 믿음이 형성되었으며, 신체를 신을 모시는 사원 이자 해탈을 위한 훌륭한 도구라고 여기기 시작했다. 이는 기존의 고행주의 전통에서 물질적인 세상을 고통 그 자체로 여기며 물질로 이루어진 몸 역시도 영혼을 속박하는 족쇄로서 부정적으로 여겨왔던 사 조를 뒤집는 당시로서는 파격적인 사상이다.

탄트라의 수행자들은 기존 수행 전통들에서 금기로 여겼던 것을 일부러 파괴했다. 그중에서도 매우 급진 적인 좌도 탄트라에서는 성(性)이나 고기, 생선, 익힌 곡식(술) 등을 가까이하는 것으로 알려졌다. 특히 성 적 교합을 통한 해탈을 추구한 것으로 유명하다. 그들이 성적 에너지를 곧 창조력이라고 여겨 성을 억압 하지 않았으며, 반대로 적극 활용하고자 한 것이 성적 교합으로 나타나는 것이다. 이 때문에 탄트라는 중 국 도교의 소녀경과 유사한 에로티시즘으로 오해받기도 한다. 그러나 성적 교합을 직접 실천하는 곳은 탄트라 중에서 아주 일부일 뿐이다. 탄트라는 매우 광범위하여 일률적으로 설명하기 어렵다. 우도 탄트 라에서는 성적 교합을 비롯한 금기의 파괴적인 행위를 상징적인 의미로 받아들인다.

탄트라 요가에서는 만트라, 무드라, 얀트라 등을 실천 수행의 도구로 사용하며 현대 요가 수련자들 사이 에도 잘 알려진 인체 내의 차크라, 나디, 그란티(결절), 쿤달리니 등을 밝혀냈다. 이러한 탄트라의 신비적 인 인체 생리학, 여러 기법들은 하타 요가로 이어지며 좌도 탄트라와는 반대로 성에너지의 보존을 중요 하게 여겨 금욕 수행을 권장한다.

---

1   《요가 전통》, 게오르그 호이에른슈타인, 김형준 옮김, 도서출판 무우수, 2008, 682~683페이지 참고

● 쿤달리니 요가

쿤탈리니 요가는 탄트라와 하타 요가의 실천 수련법으로, 인체의 미저골에 잠들어 있는 쿤달리니-샥티 (Kundalini-sakti)를 식싱시키고, 각성시킨 쿤달리니-샥티를 척추 중앙의 수슘나라는 미세한 에너지 관을 통해 정수리로 끌어 올리는 데 주력한다. 탄트라에 따르면 쿤달리니-샥티가 올라가는 여정의 끝에는 사하스라라 차크라가 있고, 이 사하스라라 차크라에 쉬바신이 자리하고 있다고 한다. 사하스라라 차크라는 흔히 인간의 정수리에 있는 것으로 표현되지만 육체를 넘어 영적인 차원에 존재하는 것이라고 한다. 이 쉬바의 자리에 쿤달리니-샥티가 도달하여 둘을 결합시키는 것이 쿤달리니 요가의 목표이다. 쿤달리니 요가의 원리는 다음과 같다. 쉬바의 배우자이며 쉬바의 다른 측면인 창조적이고 역동적인 힘인 샥티가 근원으로부터 하강하여 개별화하면 인간과 세상의 형태로 드러난다. 이때 샥티는 그 본원적인 힘을 잃는 것이 아니라 잠들어 있는 힘, 즉 쿤달리니-샥티로 인간의 몸 안에 존재한다. 요가 수행자가 쿤달리니-샥티를 깨워 상승시키는 것에 성공하면 그는 본래의 초월적인 상태인 쉬바-샥티의 상태로 되돌아간다. 일설에는 쿤달리니 요가를 완성한 수행자의 쿤달리니-샥티는 쉬바와 합일한 채로 다시 하강한다고 하기도 한다. 이는 쿤달리니 요가에 성공한 요가 수행자가 완벽한 초월적 존재로서 육체를 지닌 채로 이 세상을 살아간다는 의미로 해석되기도 한다.

● 하타 요가

정신의 해방과 동시에 신체적 변혁을 목적으로 하는 요가이다. 탄트라의 영향을 받아 인체를 소우주로 여기고, 따라서 육체를 이용하여 육체를 포함한 정신과 영혼까지 인간의 통합적인 진화와 해탈을 궁극적인 목표로 하는 요가이다. 하타 요가의 수행자는 호흡과 무드라 수련을 통해 신체의 연금술적 변화를 이끌어내며, 그 과정에서 마술적 능력(초능력)을 얻는 것은 당연하다고 여긴다. 쿤달리니-샥티의 각성과 상승이라는 주요 실천 목적에 통달하여 해탈이라는 궁극의 경지에 이르면 육체를 가진 그대로 불로불사를 얻는다고 믿는다. 하타 요가에서는 흙으로 빚어 구운 도자기가 흙에서 도자기로 변화하며 그 성질도 달라지듯, 인체도 하타 요가를 통해 생로병사를 초월하여 강철같이 강인하고 죽지 않는 초월적 존재로 변화하는 것도 가능하다고 여긴다. 하타 요가의 핵심은 쿤달리니 요가와 동일하며, 감로로 표현되는 신체 내의 생명 에너지를 보존하는 독특한 기법도 전해진다. 현대 요가에서 건강을 위해 하는 호흡, 정화법, 아사나 수련은 모두 하타 요가에서 유래했다. 하타 요가의 생리학과 수련법에 대해서는 뒤에서 다룬다.

● 라자 요가

라자(raja)는 왕이라는 뜻으로, 왕의 요가라는 의미이다. 파탄잘리 요가의 8단계 요가 체계를 가리키는 후대의 신조어이다. 16세기경에 등장한 라자 요가라는 말의 이면에는 정신집중과 명상 위주의 요가가 신체 수련 위주인 하타 요가보다 뛰어나는 사상이 감춰져 있다.

● 만트라 요가

고대 인도인들은 소리 자체에 우주적 힘이 깃들어 있다고 생각했다. 이 우주적 힘이 깃들어 있는 만트라 (mantra)를 염송하며 그 에너지를 느끼는 실천 수행을 통해 영적인 진화와 해탈을 추구하는 것이 만트라 요가이다. 만트라 요가를 하려는 수행자는 몸과 마음이 정화되고 잘 훈련되어 있어야 한다. 만트라 중에서 한두 개의 짤막한 음절로 되어 있는 만트라가 있으며, 이러한 만트라를 비자(bija, 씨앗) 만트라라고 한다. 인도의 사원이나 요가 아쉬람에서는 수행자들이 만트라를 영송하는 모습을 쉽게 볼 수 있다. 만트라는 예배 등에서 다함께 염송하는 것도 있고, 개인적으로 조용히 염송하는 방법도 있다. 만트라 수행 전통에서는 스승이 제자에게 각각의 만트라를 전수하는데, 제자들은 각기 자신에게 맞는 만트라를 전수받게 된다. 개인마다 전수받는 만트라는 일평생 하나이며 만트라를 받은 수련자는 늘 자신의 만트라를 염송하며 수행한다.

● 나다 요가

나다(nada)는 소리라는 의미이다. 세계 창조는 진동(소리)으로 시작되었다고 전해진다. 수행자는 종소리나 북소리 등 외부의 소리를 듣는 것으로 시작해 차차 내면에서 울리는 소리로 집중한다. 내면의 소리와 합일함으로써 깨달음을 추구하는 요가이며, 비의적으로 전수되기 때문에 일반적으로 잘 알려지지 않은 요가이다. 나다는 하타 요가의 문헌에서도 언급되는데, 쿤달리니-샥티가 각성하여 상승하면서 각 차크라를 통과할 때, 수행자 자신에게만 들리는 영적 세계의 소리라고 한다.

5
요가의 연표

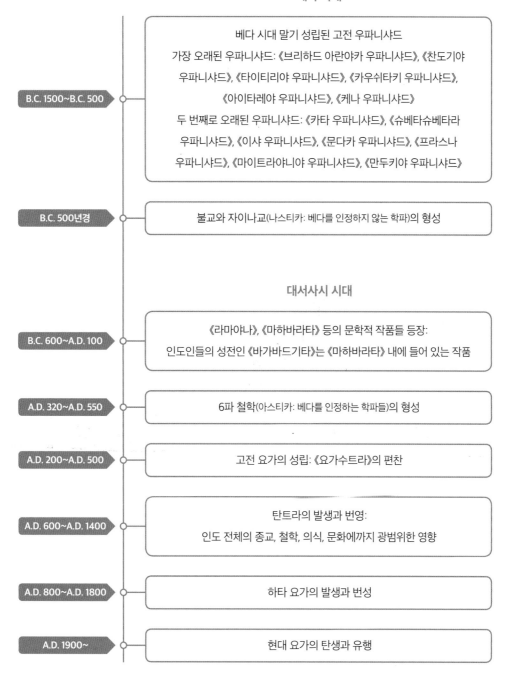

베다 시대

B.C. 1500~B.C. 500

베다 시대 말기 성립된 고전 우파니샤드

가장 오래된 우파니샤드: 《브리하드 아란야카 우파니샤드》, 《찬도기야 우파니샤드》, 《타이티리야 우파니샤드》, 《카우쉬타키 우파니샤드》, 《아이타레야 우파니샤드》, 《케나 우파니샤드》

두 번째로 오래된 우파니샤드: 《카타 우파니샤드》, 《슈베타슈베타라 우파니샤드》, 《이샤 우파니샤드》, 《문다카 우파니샤드》, 《프라스나 우파니샤드》, 《마이트라야니야 우파니샤드》, 《만두키야 우파니샤드》

B.C. 500년경

불교와 자이나교(나스티카: 베다를 인정하지 않는 학파)의 형성

대서사시 시대

B.C. 600~A.D. 100

《라마야나》, 《마하바라타》 등의 문학적 작품들 등장: 인도인들의 성전인 《바가바드기타》는 《마하바라타》 내에 들어 있는 작품

A.D. 320~A.D. 550

6파 철학(아스티카: 베다를 인정하는 학파들)의 형성

A.D. 200~A.D. 500

고전 요가의 성립: 《요가수트라》의 편찬

A.D. 600~A.D. 1400

탄트라의 발생과 번영: 인도 전체의 종교, 철학, 의식, 문화에까지 광범위한 영향

A.D. 800~A.D. 1800

하타 요가의 발생과 번성

A.D. 1900~

현대 요가의 탄생과 유행

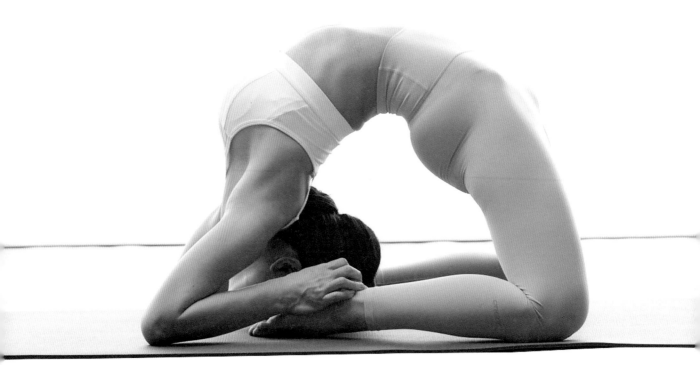

CLASSICAL YOGA

고전 요가와 하타 요가

1
《요가수트라》의
8단계 요가

베다 시대 이후 인도의 6파 철학이 꽃을 피울 때 등장한 파탄잘리의 《요가수트라》는 요가계의 고전으로 여겨진다. 《요가수트라》의 성립 연대는 서기 2~6세기경으로 추정한다. 《요가수트라》는 당대에 흩어져 있던 요가의 수련법들과 이론들을 모아 파탄잘리라는 인물이 집대성한 문헌으로, 요가 역사 최초로 체계를 부여했기 때문에 그 위상과 권위가 높다. 《요가수트라》 체계의 요가를 이후에 등장하는 다른 요가와 구분하여 고전 요가라고 부르며, 편찬자의 이름을 따 파탄잘리 요가라고 부르기도 한다.[1]

《요가수트라》는 삼매품, 수행품, 초능력품, 독존품 이렇게 4개의 장으로 구성되어 있으며 195개의 짧은 경구들로 이루어진다. 수트라(Sutra)는 경(經)이라고 번역되며, 짧고 함축적인 의미를 담은 문체들로 이루어진 문헌이다. 인도에서 발생하거나 파생한 종교철학들은 대부분 수트라를 갖고 있다. 이들 수트라는 실질적인 뜻을 해석하기 어렵기 때문에 수트라를 읽을 때에는 주석서가 필수이다. 《요가수트라》의 주석서로는 브야사(Vyasa)의 《요가수트라 주석》(Yoga Sutra-Bhasya)이 가장 권위 있다.

《요가수트라》의 1장 1절 "이제부터 요가에 대한 교시가 시작된다"라는 경구에 대한 주석에서 브야사는 '요가=사마디(samadhi)'라고 규정한다. 사마디는 한문으로 음역하여 우리에게 '삼매'라는 말로 잘 알려져 있다. 책을 읽는 데 골몰한 상태를 '독서 삼매경에 빠졌다'라는 우리말 표현으로 알 수 있듯, 사마디는 내면으로 깊게 몰입되어 주변의 상황에 영향받지 않는 특수한 의식 상태를 가리킨다. 《요가수트라》의 주석자는 이러한 고도의 집중 상태인 사마디에 드는 것이 요가의 목적이라는 것이다. 《요가수트라》와 주석서에서는 사마디 상태에 들기 위한 명상 수행이 강조된다. 물론 사마디를 한 번 체험했다고 하여 요가를 완성한다는 것은 아니고, 완전한 달성을 얻기까지 꾸준한 명상 수련이 필요하다.

꾸준한 명상 수련과 사마디의 체험을 통해 요가 수행자는 마음을 거칠게 흔드는 요소들을 하나씩 줄여나간다. 마음을 흔드는 요소를 줄이는 것이 명상과 삼매이고, 이의 꾸준한 실천은 마음이 흔들리는 현상을 갈수록 약화시킨다. 이것이 《요가수트라》에서 밝힌 궁극적인 목표를 향한 여정이다. 마음은 마치 호수와 같다. 호수는 바람이 맹렬히 불면 거세게 파도가 친다. 바람이 잔잔히 불면 잔잔한 물결이 인다. 호수에 돌을 던지면 파문이 일어나고, 쉼없이 돌을 던진다면 수많은 파문이 일어날 것이다. 이렇게 물살이 일어나면 주변의 풍경이 호수에 제대로 비치지 않고 일그러져 보이게 된다. 우리의 마음은 쉼없이 돌을 던지거나, 거센 바람이 부는 상태의 호수와 같다. 돌을 던지거나 거센 바람을 일으키는 것은 바로 우리 자신이다. 요가 수행을 하는 것은 돌을 던지기를 멈추고, 바람을 점차 가라앉혀 종내에는 잠잠해지게

---

1   파탄잘리를 《요가수트라》의 저자가 아닌 편찬자로 부르는 것은 《요가수트라》 전체 내용의 통일성이 떨어지며 일관성 면에서 비체계적이기 때문이다.
    《요가수트라 주석》, 비야사, 정승석 옮김, 도서출판 씨아이알, 2020, 10~15페이지 참고

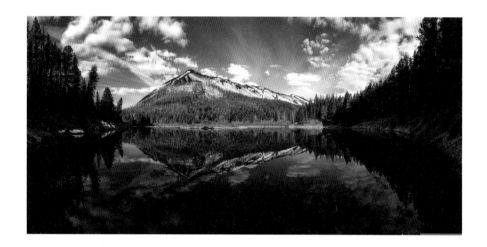

하는 것에 비유할 수 있다. 아주 잔잔한 호수는 주변의 산을 거울처럼 매끄럽게 비춘다. 사마디는 마음이 잔잔한 호수처럼 아주 고요해져서 수행자가 집중한 대상만을 그대로 비추는 상태이다.

《요가수트라》의 1장 2절에서 "요가는 마음 작용의 소멸이다"라고 명시한다. 즉 마음의 흔들림이 점차 약화되다 완전히 사라진다는 것은 요가의 최고 목적을 달성했음을 의미한다. 여기서 우리는 《요가수트라》의 "요가는 마음 동요의 소멸"이라는 정의와 주석서에서 밝힌 "요가는 사마디이다"라는 정의가 약간 다른 것이 아닌가 하는 의문을 품을 수도 있다. 《요가수트라》와 주석에서 밝힌 요가의 목적이 다른 것은 아니다. 이 두 문헌에서 언급하는 요가의 정의를 요가의 목적으로 바꿔서 생각하면 좀 더 이해하기 쉽다. '마음 동요의 소멸'은 요가의 궁극적인 목적으로, 주석서의 '사마디에 드는 것'은 좀 더 가까이 있는, 궁극적 목표에 도달하기 위한 일상적 요가 수행의 과정에서 얻어야 할 목적으로 이해하면 된다.

궁극적 목표를 향한 여정에서 요가 수행자의 의식은 점점 민감해져서, 일반적으로는 지각할 수 없는 깊은 마음의 미세한 움직임마저도 포착할 수 있게 된다. 《요가수트라》는 우리가 쉽게 지각할 수 있는 일상적 마음의 동요는 물론, 무의식에서 일어나는 잠재적인 의식과 그 너머에 있는 희미한 흔적마저 제거해야 완전한 해방을 얻을 수 있다고 가르친다. 거듭되는 사마디의 체험은 잠재의식과 무의식에 남아 있는 흔적들을 하나씩 태운다.

우리가 대상을 향해 감각이 계속 이끌려 집착하거나 혐오하는 마음이 일어나고, 마음의 동요가 점차 커지는 일상과는 반대의 길로 이끈다. 따라서 요가 수행자는 대상에 대해 차츰 초연해지며 동요 없는 평정심의 상태를 유지하게 된다. 하지만 이는 꾸준한 노력이 필요하며, 하루아침에 이루어지지 않는다. 그리고 명상은 하겠다고 마음을 먹고 갑자기 앉아 있는다고 잘 되지 않는다. 초보자가 명상을 하려고 앉아 있으면 오히려 더 무수한 생각이 일어나고 졸음이 오며, 이걸 대체 왜 해야 하나라는 회의감이 올라오는 경우가 대부분이다. 야생마를 붙잡아 길들이려면 많은 노력과 시간을 들여야 하듯, 우리의 마음도 비슷한 속성을 갖고 있다. 그러므로 명상은 섬세한 안내를 받으며 단계적으로 들어가야 한다.

이를 위해 《요가수트라》에서는 8개의 단계로 이루어진 수행 체계를 소개하는데 이것이 바로 아쉬탕가 요가이다.

'아쉬탕가'는 흔히 8단계라고 설명하기도 하지만 정확히는 8개로 이루어진 가지(枝)를 뜻한다.[1] 크게 자란 나무의 넓게 펼쳐진 가지를 떠올려보자. 고르게 나뉘어 있었을 때 균형을 잡기에 좋으며 미관상으로도 아름답다. 아쉬탕가 요가는 8개의 수행법이 각 가지이다. 이를 달리 설명하면 이 8개로 이루어진 요가의 실천법을 모두 수련해야 제대로 아쉬탕가 요가를 하는 것이라고 말할 수 있다. 이 8개의 단계 혹은 가지는 야마(yama), 니야마(niyama), 아사나(asana), 프라나야마(pranayama), 프라티야하라(pratyahara), 다라나(dharana), 디야나(dhyana), 사마디(samadhi)로 이루어진다.

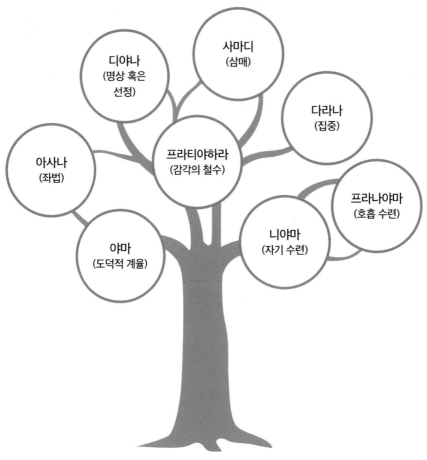

▲ 8개의 가지로 이루어진 요가

● 야마(금계)

야마는 요가 입문자가 하지 말아야 할 것들, 즉 금기들을 계율로 정해놓은 것이다. 야마는 아힘사(불살생), 사트야(진실할 것), 아스테야(훔치지 말 것), 브라흐마차리야(금욕), 아파리그라하(불소유) 5개의 계율로 이루어진다. 이 다섯 가지의 도덕적 규칙들은 요가가 아니더라도 대부분의 인간 사회에서 통용되는 것들로

---

1   한문을 많이 사용하는 세대의 학자들은 아쉬탕가 요가의 원의를 따라 팔지(八枝) 요가 혹은 8지분(枝分) 요가로 표현한다. 실제로 한국의 1세대 요가인들은 팔지 요가라는 단어가 익숙하지만, 직관적으로 이해하기 어렵기 때문에 이 책과 이 책의 시리즈에서는 주로 8단계 요가라고 기술하였다.

너무나 당연하게 여겨지기에 오히려 간과하기 쉽다. 《요가수트라》를 배우거나 공부할 때에도 깊게 생각하지 않고 훑고 넘어가는 경우가 허다하다. 하지만 《요가수트라》의 요가는 '마음의 동요'를 없애야 하는 고도의 심리적인 요가로, 마음의 동요를 일으키는 것들을 효과적이고 순차적으로 줄이도록 우리를 안내한다. 이를 위한 체계적 수행인 아쉬탕가 요가에서 첫 번째 단계인 야마는 범했을 때 우리의 마음에 강한 동요를 일으키는 것들을 금기로 삼은 것이다.

① 아힘사(ahimsa): 비폭력, 불살생, 불상해

야마 중에서 첫 번째인 아힘사의 의미는 '해치지 말라'는 것이다. 보통 불살생 혹은 비폭력으로 번역하는 단어이다. 현대에 사는 우리들은 이 단어를 들으면 아마도 비폭력 저항으로 유명한 간디의 사상이나 비폭력 대화를 먼저 떠올리게 될 것이다. 야마의 나머지 네 개의 계율들은 모두 아힘사와 직접적 혹은 간접적으로 연관되며, 만일 서로 상충하는 상황에 놓일 경우 아힘사를 우선순위로 두어야 한다. 야마를 지키는 것은 《요가수트라》에서 궁극적 목표로 제시하는 마음의 동요를 사라지게 하기 위한 첫 발걸음이다. 그중에서도 다른 생명에게 해를 끼치지 말라는 아힘사가 가장 중요하다고 하는 이유는 요가의 실천 수행에서는 심리를 안정시키는 것이 가장 우선이기 때문이다. 아힘사를 비롯한 야마의 실천은 《요가수트라》에서 "종성, 장소, 시간, 관습으로 한정되지 않고 마음의 모든 상태와 연관되는 위대한 서약이다"라고 언급되어 있을 만큼 중요한 위치에 있다. 인도에서는 직업이나 종성에 따른 살생이나 폭력을 허한다. 예를 들면 사냥꾼이 짐승을 잡는 것, 무사 계급인 크샤트리야가 전쟁 시 적군을 살해하는 것 등이다. 그러나 요가를 시작하려면 직업이나 종성에 따른 의무보다 아힘사를 주축으로 한 야마의 실천이 우위에 있다고 표명한 셈이다. 《요가수트라》를 따르는 입장에서는 폭력을 휘두르고 타자를 해치는 행위가 잦은 자일수록 그의 해탈은 요원하다고 여겨질 수밖에 없다. 다른 생명체에게 어떤 형태로든 해를 가할 때 일어나는 마음의 동요는 클 것이 뻔하며, 세상의 모든 것이 눈 속에 들어온 티끌처럼 괴롭게 느껴질 만큼 민감함을 계발한 요가 수행자의 발목을 붙들 것이다.

폭력의 강도에 따라 정도는 다르겠지만 폭력적 행위를 일으키는 감정은 주로 분노와 증오 같은 것들로, 모두 강렬한 감정에 속한다. 분노는 상황을 타개하거나 자신을 지키기 위해 본능적으로 일어나는 감정이며, 호르몬이 변화해 호흡이 거칠어지며 마음을 요동하는 상태가 된다. 분노가 일어나 점점 강해질수록 우리는 심리적으로 느껴지는 압력을 해소하고자 하게 된다. 분노를 표출하여 말이나 행동으로 폭력을 행사하면 그 순간에는 카타르시스를 느낄 수 있다. 감정의 압력을 해소하여 일순 기분이 좋을 수 있으나, 이윽고 분노가 지나간 자리에는 자책과 자괴감, 혼란 등이 들어선다. 마음의 동요를 하나씩 제거해나가야 하는 요가 수행자 입장에서는 악순환이다.

또 한 가지, 분노와 폭력은 거듭될수록 점차 둔감해진다는 문제가 있다. 종종 분노하고 폭력을 휘두르는 사람은 갈수록 마음이 동요된 상태에 놓이며 걸핏하면 화를 내는 특징이 있다. 쉽게 말해 늘 분노하고 폭력을 휘두를 준비가 되어 있는 것이다. 그러므로 이러한 사람이 화를 내고 언성을 높이며 폭력을 휘두르는 상황은 점점 더 자주 마주치게 될 것이다. 이러한 습관이 한 번 들면 고치기도 어려울뿐더러, 자신과 주변을 고통에 빠뜨린다. 이처럼 분노는 걷잡을 수 없는 불과 같기 때문에 분노를 사그라지게 하는 것은 불을 끄는 것에 비유할 수 있다. 일찌감치 불을 끄려면 불이 난 사실을 빠르게 알아차려야 한다. 아힘사를 실천하려는 노력은 자기 마음에 불이 난 것을 빠르게 알아차리며, 쉽게 불을 끄게 한다.

그런가 하면 분노와 같은 감정에 의한 것이 아닌, 무관심 또는 무지에서 비롯된 가해적인 행위도 많이 있다. 우리는 가까운 가족에게 자신도 모르게 마음을 상하게 만들거나 상처를 입히는 경우를 종종 보거나 겪는다. 이는 많은 가정에서 겪는 문제이다. 의견이 달라서 대립할 수는 있지만, 서로 상처를 입히는 것은 비생산적이며 좋은 결과보다는 나쁜 결말을 가져오기 쉽다. 따라서 알게 모르게 해를 가하지 않기 위해서는 자신이 무엇을 아는지, 무엇을 모르는지를 파악할 필요가 있다. 또한 타자의 감정이나 생각에 공감할 수 있어야 한다.

아힘사를 항상 뇌리에 두고 지내는 수행자는 눈에 보이지 않는 세심한 부분까지 놓치지 않고 가해적인 행위를 줄여나간다. 처음에는 행동만 조심하면 된다고 생각하고 행동을 조심한다. 그러다 점차 말을 조심하게 되고, 더 나아가 생각도 조심하게 된다. 이 과정에서 얻는 것은 자신의 감정, 생각, 말과 행동을 계속 관찰하는 습관이다. 말과 행동은 모두 본인의 생각을 기반으로 일어난다. 자신이 어떤 생각을 하는지 알고 있어야 무심코 하는 폭력을 미연에 방지할 수 있으며, 말과 행동으로 남을 해치지 않으려면 어떻게 해야 하는지 고민해야 하기 때문이다. 때리거나 밀치는 것과 같은 행동만이 아니라 현대 사회에서도 문제시되고 있는 가해적 행위, 예를 들어 누군가를 따돌리거나 자기의 일을 남에게 떠넘기거나 가스라이팅 등 겉으로 드러나지 않지만 분명히 아힘사를 위반하는 행위의 종류는 많다. 말로 하는 폭력을 없애는 것은 더 어려운 부분이다. 일상에서 육체적 폭력을 사용할 일이 드문 현대의 우리들은 말을 통해 폭력을 행사하려는 유혹을 느끼는 경우가 많다. 말로 행사하는 폭력은 그 실체가 눈에 보이지 않기 때문에 더 쉽게 발생한다. 요가 수행자가 말로 행사하는 폭력을 멈추고 아힘사 실천을 하겠다고 마음을 먹는다면, 말을 좀 더 신중하게 고르며 쓸데없는 말을 줄이게 될 것이다. 그리고 이는 야마의 두 번째 계율인 사트야와 직결된다.

또 하나 중요한 것은 아힘사가 자기 자신에게도 향해야 한다는 것이다. 타자에게 아힘사를 지키기 위해 자신을 괴롭힌다면 이것은 올바른 아힘사가 아니다. 아힘사를 실천하라는 것은 자신에게 일어나는 고통을 억지로 눌러 참고 희생하라는 것이 아니다. 아힘사를 지키기 위해 스스로 억울한 일을 참고 있다면, 이것이 과연 마음의 동요를 사라지게 할 것인지 깊게 생각해봐야 한다. 자신을 해치지 않으면서 타자를 해치지 않는 방법을 찾는 것이 최선이다. 여기서 요가 수행자는 자신과 타자 사이 균형을 서서히 잡아간다. 이것이 바로 자신의 틀을 긍정적으로 바꿔가는 요가 수행의 방향성이다. 아힘사의 실천을 위해서는 결국 자신에 대한 이해와 남에 대한 이해가 모두 필요하다. 흥미로운 것은, 자신에 대해 잘 알게 되면 다른 이들에 대한 이해도 높아진다는 사실이다. 요가는 철저히 자신을 위해서 하는 수행이지만 아이러니하게도 자신과 연결된 세상에 대한 이해를 높여가는 과정이기도 하다.

《요가수트라》를 연구하는 많은 학자들은 적극적인 아힘사의 실천은 곧 이타행 혹은 자비의 실천이라는 의견에 동의한다. 《요가수트라》에서도 자비의 실천에 대해 언급한다. 이타행은 대상에 대한 공감과 연민, 다른 말로 사랑의 충만함에서 발현된다. 타인을 살리기 위해 자신의 안위를 뒤로 하고 위험한 현장에 뛰어드는 소방관, 소매치기를 잡는 시민에 대한 기사를 접하며 우리는 직접적인 관련이 없음에도 불구하고 왠지 모르게 그들에게 깊은 고마움을 느낀다. 또 어려운 이들을 돕는 수많은 자원봉사자들의 행위는 행위를 하는 그들 자신과 도움을 받는 이들, 그리고 그 소식을 듣는 이들 모두에게 감동을 준다. 봉사자들은 자신에게 오는 이익이 아닌 그저 그 행위 자체에서 기쁨과 만족을 느낀다. 타자에 대한 공감과 연민 혹은 사랑은 이들을 움직이게 만드는 강력한 원동력이다.

연민과 사랑, 자비는 편협한 자아중심적 사고에서 벗어나게 하기 때문에 결과적으로 마음의 동요를 줄이는 효과를 불러온다. 자아중심적 사고에서 벗어나, 종래에는 나와 세상을 가르는 자아를 넘어설 것을 추구하고 가르치는 곳은 요가뿐만이 아니다. 자아의 초월로 더 큰 우주적 원리에 깊게 들어가라는 가르침은 동서고금의 많은 정신 수양과 종교의 공통분모이다. 아힘사의 실천은 자신의 말과 행동으로 타자에게 해악을 끼치지 않으려 조심하는 것에서 출발하지만, 수행자로 하여금 타자를 배척하는 배타심을 녹여 자비와 연민의 마음을 키우고 이타행을 실천하는 방향으로 이끌어낸다.

② 사트야(satya): 진실할 것

야마의 두 번째인 사트야는 '진실하라'라는 산스크리트이다. 즉 계율로서 사트야는 진실할 것, 진실만을 말할 것, 진실을 행할 것을 의미한다. 말과 가장 관계가 깊은 계율이다. 단순하게 거짓말하지 말라고 한다면 별것 아닌 것처럼 보일 수 있으나, 우리는 어떤 말을 남에게 전달할 때 자신의 입장이나 이익을 고려하여 약간씩 왜곡하거나 사실의 일부를 누락시키고 전달하는 경우가 종종 있다. 예를 들면 판매상이 물건을 판매할 때 물건의 장점은 크게 부각하면서 단점은 감추는 것, 언론이나 포털이 인터넷 기사를 올릴 때 조회수를 높이기 위해 기사의 본문 내용과는 다른 자극적인 제목을 다는 것 등이다.

생판 지어낸 거짓말까지는 아니더라도, 우리는 종종 자신의 이익에 반하는 내용을 선택적으로 전달하고자 하는 유혹에 빠져든다. 그러므로 진실을 어디까지 전하느냐에 대해 결정하는 것은 전달하고자 하는 이의 양심에 달려 있다. 여기서 또 한 가지 문제는 우리는 종종 스스로를 기만하기도 한다는 점이다. 우리는 종종 자기가 결정한 것에 대해 타당하다고 할 만한 근거를 대거나, 그것이 어려울 때는 그렇게 할 수밖에 없었다고 생각하는 자기 합리화를 한다. 자기 합리화는 우리가 세상을 살아가는 데에 어느 정도 필요한 것이지만 자기 합리화에 사용된 판단이나 근거가 편파적이거나 자기중심적이라면 자기기만이라는 늪에 빠지게 된다. 본인조차 속고 있기 때문에 자신이 옳은 말을 하고 있다고 생각하지만 실제로는 전혀 아닐 수 있다. 그러므로 본인에게 유리한 말을 하고자 하는 욕망을 바로 볼 수 있을 때, 즉 자기기만을 하지 않고 있을 때에야 비로소 진실을 전달할 수 있다. 자기기만을 하지 않기 위해서는 아힘사를 실천할 때와 마찬가지로 자기 자신을 계속 관찰하고, 알아차려야 한다.

한편 진실을 알려준다거나 솔직하겠다는 생각으로 한 말이 상대방에게 상처를 주는 때가 있다. 말이란 칼날과 같다는 격언이 있다. 이러한 경우에는 아힘사의 실천에 문제가 되지 않도록 말을 잘 조절해야 한다. 물론 듣는 사람의 심리 상태에 따라 같은 말도 누군가에게는 상처가 되기도 하고, 누군가에게는 전혀 문제가 되지 않기도 한다. 똑같은 말을 꼬아서 듣는 상대방에게는 내가 전혀 의도하지 않았더라도 내 말에 상처를 받았노라는 말을 들을 수 있다. 상대방의 받아들이는 정도에 따라 진실을 말하는 것에서 한발 물러서야 할 때도 있고, 이야기하기 힘겨워도 상대방을 위해 진실을 전달해야 할 때도 있을 것이다. 사실 윤리 문제는 무엇이 더 옳다고 단정지어서 말할 수 없는 부분이 항상 존재한다. 세상은 흑백논리로 구분되지 않으며 관점에 따라 달라지는 부분이 많기 때문에, 이것이 옳으냐 저것이 옳으냐 하는 윤리 문제로 인간 사회에서는 늘 수많은 논란과 논쟁이 있어왔으며 현재도 진행 중이다. 그러므로 사트야의 실천을 하려면 각자가 계속 고민하여 가급적 자기의 마음에 떳떳한 방향으로 솔직하게 말하려고 하되, 때로는 물러서기도 하면서 나와 상대 쌍방의 아힘사를 염두에 두고 조율해나가는 수밖에 없다.

③ 아스테야(asteya): 남의 것을 훔치지 않을 것

훔치지 말라는 금언은 아힘사 실천의 한 부분이면서 행위적인 면뿐만 아니라 그러한 마음 자체를 일으키지 않는 것까지 포함하는 것이다. 현대 사회에서 아스테야는 지적재산권 도용이라거나, 표절 등의 문제와 직결된다. 현대 사회에서 표절 문제가 하루 이틀 일이 아닌 것을 보면, 비교적 쉬워 보이는 남의 것을 훔치지 말라는 것 역시 쉬운 일은 아닌 모양이다. 이러한 부분은 사트야의 실천, 스스로에게 진실할 것을 연계해 생각해야 하는 일이다.

④ 브라흐마차리야(brahmacarya): 성욕을 자제할 것

브라흐마차리야는 성적인 욕망을 자제하여 요가 수행에 전념하라는 계율이다. 《요가수트라》가 성립된 고전 요가의 시대에는 고행주의 전통이 있었으며, 요가 외에도 성적 욕망의 조절을 계율로 삼은 종파들이 다수 존재했다. 《요가수트라》를 비롯한 고행주의 전통에서는 감각적 대상을 즐기는 것을 경계한다. 그들은 감각적 즐거움에 탐닉하다 보면 세속적인 것들에 집착하며 수행에 장애가 된다고 여겼으며 신체는 불결한 것으로 여겼다. 세속적 욕망을 버리고 마음을 완전히 고요히 하는 것에 주력하는 고전 요가의 관점에서는 수행에 집중하기 위해 감각적 대상에 이끌리는 욕망을 완전히 끊어야 하는 것이 당연하다. 《요가수트라》의 주석에서는 수행이 진전될수록 물질적 대상의 '허무함과 불결함'을 깨닫기 때문에 교섭을 꺼린다고 한다.

⑤ 아파리그라하(aparigraha): 소유하지 않을 것

물질이 풍족하고 마음을 사로잡는 감각 대상이 넘치는 현대 사회에서 아파리그라하는 참으로 매력적이지 않은 계율임에 틀림없다. 하지만 과거 고행주의 전통이 주류를 이루던 시대의 인도에는 재산을 버리고 가족을 떠난 출가 수행자들이 많았다. 학계에서는 《요가수트라》의 수행을 따르는 고전 요가의 수행자들 역시 출가 전통이 있었을 것이라고 본다. 출가자들은 가진 것이 적고 가벼워야 유랑하며 수행하기 좋다. 가진 것이 많으면 그것들을 챙기는 품이 꽤 많이 들어가며 때로는 짐이 되기까지 한다. 그리고 이 소유라는 개념은 마음의 동요와 아주 깊은 상관관계를 이룬다. 무엇인가를 갖고 싶은 마음은 우리가 그것을 얻을 때까지 계속해서 갈망하는 상태로 있도록 만든다. 갖고 싶은 마음이 크지 않은 것이었다면 금세 잊기도 하지만, 갖고 싶은 마음이 큰 대상이라면 그것을 얻을 때까지 마음을 시끄럽게 만들 것이다. 원하는 대상이 이성이라면 그 이성의 옆에 있는 연인을 증오하게 될 것이고, 값비싼 물건이어서 구매하기 어렵다면 자신의 처지가 불만스러울 것이다. 이러한 원하는 대상에 집착하는 마음은 《요가수트라》에서 온갖 번뇌를 일으킨다고 설명된다. 원하는 것이 적을수록 집착하는 것이 줄어들며, 집착이 없을수록 몸과 마음이 자유로우리라는 것은 깊게 생각해보지 않더라도 알 수 있다.

● 니야마(권계)

야마가 요가 수행자에게 어기지 말아야 할 것들을 지침으로 내려준 것이라면 니야마는 반대로 항상 실천할 것들을 권하는 것들이다. 야마와 마찬가지로 다섯 가지로 이루어져 있으며 요가의 의식(의례)에 해당한다.

① 사우차(sauca): 청결할 것

사우차는 몸과 마음을 청정하게 하는 것이다. 《요가수트라》의 주석에는 외적인 사우차를 흙과 물 등으로 몸을 정화하며 적합한 음식을 취하는 것이며, 내적인 사우차는 마음의 때를 씻어내는 것이라고 한다. 외적인 사우차는 신체의 청결을 위해 목욕과 정결한 음식의 섭취, 내적인 사우차는 야마를 잘 실천하며 마음을 어지럽히는 일들을 가급적 멀리하려는 노력이라고 볼 수 있다.

② 산토샤(samtosa): 만족할 것

산토샤의 실천, 즉 가진 것에 충분히 만족하는 마음은 야마의 아스테야(불투도), 아파리그라하(불소유)를 수월하게 지킬 수 있도록 하는 내적 힘이다. 아스테야와 관계된 남의 것을 갖고 싶거나, 아파리그라하와 관계된 무엇을 계속 더 소유하고 싶은 마음은 만족과 반대선상에 있는 심리이기 때문이다. 우리 문화권에도 안분지족, 안빈낙도라는 말이 있다. 자기에게 수어신 삶에 불평하지 않고 더 많이 갖기 위해 초조해하지 않으면 마음이 평온하다는 말이다. 이는 요가의 아사나나 호흡 수련을 할 때에는 물론, 명상 수련을 할 때에도 적용할 수 있다. 만족할 줄 아는 것은 현대의 요가 수련자들에게도 중요하다. 아사나나 호흡 수련을 할 때 지나친 의욕을 조절하면 부작용이나 부상을 예방하는 효과를 가져오기 때문이다.

명상 수행을 할 때 곧잘 부딪치는 문제에도 마찬가지로 도움이 된다. 명상을 할 때 우리는 집중이 잘 되길 원하며, 명상 시에 특별한 체험을 해본 이들은 다음 명상을 할 때에도 그것을 기대한다. 모든 것이 그렇지만 특히 명상은 의지대로 되지 않는 경우가 많아 어떤 때는 졸음이 쏟아지고 어떤 때는 잡념만 계속 생기기도 하여 실망스러울 때가 종종 있다. 이는 명상 수련이 어느 정도 일정해지기 전까지 많이 겪는 일로, 시간을 낭비하는 것이 아니라 정신적 잡념을 걷어가는 과정으로 받아들일 필요가 있다. 아사나 수련도 초보일 때에는 별로 집중이 되지 않고 지루하게 느끼기 쉽다. 결코 밥 한 술에 배부를 수 없다. 자신이 그만큼 노력했다는 자체에 대해 만족할 줄 안다면, 아사나나 명상 수련들이 잘 되지 않더라도 실망스러워 중단하거나 자책하는 것을 막고 꾸준하게 할 수 있는 기틀을 마련하는 것이다.

③ 타파스(tapas): 고행

타파스는 산스크리트로 '열을 내는 것'을 의미한다. 《요가수트라》에서는 타파스를 통해 장애의 불순물을 제거한다고 한다. 우리말에도 무엇인가를 열심히 하고자 하는 의지나 감정을 열의, 열정, 열성과 같이 한 문으로 더울 열 혹은 태울 열(熱) 자를 사용하여 표현한다. 따라서 타파스는 치열하게 노력하는 것을 의미한다. 요가 수행의 길로 들어서면 요가의 궁극적 목적을 얻기 위한 노력을 해야 하는 것은 당연한 일일 것이다. 타파스는 수련자가 나태해지지 않도록 하는 장치이다. 아사나 수련이든 호흡 수련이든 명상 수련이든 시간을 따로 내고, 정해진 시간 동안 충실히 집중하여 수련을 하고, 꾸준히 지속한다는 것 자체가 타파스인 셈이다.

④ 스와디야야(svadiyaya): 자기 학습

자기 학습인 스와디야야는 고전 요가에서는 경전 공부 등을 의미한다. 무엇을 하든 기본 지식이 없는 상태에서는 발전이 더디며 맹목적으로 하기 쉽다. 기본 지식을 갖추어 자신이 왜 이 수련을 하는지를 계속해서 배우고, 익히는 것은 무엇을 하든 필요한 과정이다. 선구자나 스승들의 가르침에 대해 배우고 습득하는 것은 계속해서 마음에 열의를 불러 일으킨다. 배우려는 마음 자체가 수행의 동기가 된다.

⑤ 이슈와라 프라니다나(Isvara pranidhna): 신에 대한 헌신

이슈와라 프라니다나는 신에 대한 헌신, 혹은 자재신에 대한 기원이다. 여기서 이슈와라는 자재신을 의미한다. 요가 수행자가 이슈와라에게 집중해 묵상을 하면 자애로움으로 가득한 신이 그에게 은총을 내려 삼매를 성취하도록 이끌어준다고 한다. 그런데 이 이슈와라는 창조주나 혹은 유일신을 말하는 것은 아니다. 고전 요가의 체계는 신을 세상의 근본 원리로 여기지 않기 때문에 창조주나 유일신이 있다는 논리가 성립되지 않는다.

다만 우리는 우리의 의지를 넘어서는 더 큰 근원적이고 보편적인 우주적 원리가 작동하며, 이러한 원리를 깨달은 성자들이 존재한다는 것을 떠올릴 필요가 있다. 무신론적 견해를 가졌거나 종교가 없는 사람이라도, 극한 상황에 처하거나 주변의 어렵고 힘든 이들을 보았을 때 저절로 신이나 깨달은 성자들을 향해 간절하게 기도나 기원을 한 경험이 있을 것이다. 우리는 종종 자신이 해결할 수 없는 상황에 맞닥뜨렸을 때, 자신도 모르게 더 커다란 존재의 자비를 갈구하는 마음이 일어나는 것을 경험한다. 이러한 초월적인 대상에 대한 기도나 기원은 개인 의식의 확장을 가져오곤 한다. 간절한 마음은 우리 자신이 세상을 향해 세워놓은 견고한 경계선을 자신도 모르게 녹여 에고를 넘어선 거대한 초월적인 원리에 다가서게 만든다. 의식의 확장은 요가 수행을 하면서 개인 의식의 진화를 드러내는 것으로, 충만함과 사랑의 에너지가 자신 안에 가득하다고 느끼는 상태이다. 이러한 경험은 개인의 의식 수준을 한 단계 끌어올리는 작용을 하며 수행자를 고무시킨다. 신을 인정하지 않는 체계인 고전 요가에서 이슈와라라는 신을 굳이 상정한 것은 우리의 의식이 자아를 넘어서기 위한 기준의 대상이 필요했기 때문이었는지도 모른다. 이슈와라 프라니다나의 실천을 위해서 개인적으로 종교가 있는 수련자라면 자기 종교의 신을 떠올리면 된다. 자신의 종교에서 공경하는 신이나 성인에 대한 묵상, 기도, 사색, 예배 올리는 방식 등으로 실천할 수 있다. 반면 종교가 없으며 이슈와라 프라니다나에 대한 불편한 마음이 생긴다면 이슈와라를 굳이 신이라고 떠올리지 말고, 개인적 자아를 넘어서는 초월적 원리를 표현한 것이라고 생각하면 이슈와라 프라니다나를 편안하게 받아들일 수 있을 것이다. 편협함을 넘어선 우주적 혹은 보편적인 진리에 자신을 내려놓거나 그것과 연결된다고 생각하면서 수용적이고 개방적인 마음 상태를 가지는 것도 이슈와라 프라니다나의 훌륭한 실천이다.

● 아사나(좌법)

《요가수트라》에서 세 번째 단계인 아사나는 편안하고 견고한 좌법(앉는 법)을 하는 것이다. 여기서 아사나는 오래 앉아서 명상 수련을 할 수 있는 자세를 말한다. 따라서 편안하고, 오래 같은 자세로 유지하는 것이 가능해야 한다. 브야사의 주석에서는 파드마 아사나(연꽃좌)나 비라 아사나(영웅좌) 등을 언급한다. 8단계 요가에서 아사나는 말 그대로 명상을 위한 좌법이며, 현대 요가의 아사나 개념과는 다르다고 받아들여야 한다.

● 프라나야마(호흡 조절)

프라나야마는 호흡 수련법으로 번역되는데, 《요가수트라》에서는 숨을 멈추는 것을 가리킨다. 《요가수트라》의 2장 48경에서 프라나야마는 "들숨과 날숨의 진행을 중지하는 것"이라고 설명한다. 숨을 멈추는 수련(쿰바카, 지식 호흡)을 통해 호흡이 길고 미세해지기 때문에 마음이 안정되어 정신 집중을 하기에 적합한 상태가 된다. 브야사가 그의 주석에서 "프라나야마보다 나은 고행은 없다"고 언급했을 만큼 프라나야마의 실천은 8단계 요가에서 중요하고 효과적인 방법이다.

호흡은 우리가 무엇을 인지하고 집중했을 때와 깊은 관계가 있다. '숨이 멎는 것 같았다'라는 표현은 우리가 이성에게 첫눈에 반했을 때, 절경을 보았을 때, 혹은 충격적인 소식을 들었을 때에 비유적으로 쓰는 말이다. 숨을 쉬는 것조차 잠시 잊을 정도로 정신을 한 가지의 대상에 빼앗겼다는 의미이다. 다르게 말하면 비의도적이기는 하지만 정신이 한 대상에 집중된 상태에서 호흡을 잠시 멈춘 것이다. 호흡을 보유한 채 유지할 수 있는 능력은 고도로 집중하거나 힘을 낼 때 중요하다. 태권도나 검도와 같은 무술 수련에서는 타격 직전에 숨을 멈추고, 사격이나 양궁 등도 과녁을 조준하여 쏘기 직전에 잠시 숨을 멈춰야 한다. 호흡을 멈춤으로써 신체의 움직임을 최소화하는 동시에 대상에 고도로 집중하는 것이다.

명상에서도 이와 같은 원리가 작용한다. 실제로 명상 수련을 하다 보면 깊이 몰입했을 때에 호흡이 느껴지지 않을 정도로 들숨과 날숨 간에 간격이 길고 매우 미세하게 일어난다. 호흡을 길고 미세하게 할 수 있는 능력은 명상 수련을 위해 중요한 요소일 수 있다. 후대의 하타 요가에서는 신체 내의 에너지와 관련하여 쿰바카 수련을 매우 중요하게 여기며, '큼비기에 의힌 굼바카', 즉 '숨을 넘춘 상태에서 저절로 일어나는 숨의 멈춤'을 최고로 여긴다. 하지만 숨을 오래 참는 것은 부작용을 일으키기 쉬우므로 임의로 하거나 무리하지는 않아야 한다.

● 프라티야하라(감각의 철수)

프라티야하라는 우리의 감각 기관들이 감각 대상에 집착하여 결합하는 것을 멈추는 것을 말한다. 우리는 소리가 들려오면 그 소리에 금세 주의가 쏠려 소리에 반응한다. 그 소리의 특성과 본인의 내적 상태에 따라 소리가 좋다, 나쁘다를 판단하며 애착 또는 증오를 일으킨다. 맛이나 냄새, 감촉, 눈에 보이는 것 모두 마찬가지이다. 예를 들어 길을 걷다가 좋아하는 음악이 들려오면, 우리는 자신도 모르게 그 음악에 주의를 기울이고 흥얼거리며 따라 부르기도 하고, 기분이 좋아지는 것을 느끼며 계속 듣기를 원하게 된다. 이것이 감각 기관이 감각 대상과 결합한 상태로 애착을 일으킨 것이고, 반대로 소음이 들려 귀를 막고 빨리 끝나기를 바라거나 혐오하는 마음이 일어난다면 증오를 일으킨 것이다. 이렇게 감각 기관들은 감각 대상과 결합하여 매우 활동적이 되지만, 마음을 통해 제어하는 것이 가능하다. 《카타 우파니샤드》에서 말과 마차에 대한 비유에서 말들은 감각 기관이며 마음이라는 고삐를 통해 말들을 제어한다는 것과 동일한 개념이다.

브야사는 이 프라티야하라의 실천으로 감각 대상에 탐닉하지 않게 되거나, 혹은 즐거움이나 괴로움 없이 그저 감각 대상을 지각할 뿐이라는 것 등의 경지를 얻는다고 설명한다. 감각 기관이 계속 감각 대상에 이끌린다면, 우리의 마음은 그에 따라 널뛰듯 변화할 수밖에 없을 것이다. 예를 들어, 아주 맛있어 보이는 요리를 광고에서 본 후에 그 요리를 먹고 싶다는 마음이 계속 일어난다면 그 요리를 먹어 욕구가 해소될 때까지 우리의 마음은 고요하지 않을 것이다. '한정판'이라는 수식어가 붙어 있는, 눈으로 보기에도 매력적인 물건을 판매한다는 소식에 마음이 동했다면 그 물건을 구하고자 많은 노력을 기울이게 될 것이다. 노력에도 불구하고 끝내 구하지 못한다면 실망감이 커지는 한편 더 갈망하는 마음이 되기 쉽다. 이렇게 대상에 집착하는 마음을 일으키는 감각 기관의 작용을 제어하는 수련이 프라티야하라이다. 대상을 감각 기관을 통해 지각은 하되, 지각만 할 뿐 마음을 두지 않는 것이다. 이것이 가능하려면 대상에 대해 초연했을 때에 가능하다. 따라서 프라티야하라를 완성하려면 현재 있는 것에 만족하는 야마의 산토샤 실천이 뒷받침되어야 하며, 자아를 초월하고자 하는 열망으로 자신의 내면에 집중해야 한다.

8단계 요가에서 야마와 니야마, 아사나와 프라나야마는 외적인 실천이라면 다라나, 디야나, 사마디는 오로지 정신을 내적으로 집중하는 실천이다. 프라티야하라는 외적 요가와 내적 요가 사이에 자리하며, 우리를 외적인 것으로부터 내적인 것에 집중하기 좋은 상태로 바꾸어준다. 그렇게 때문에 프라티야하라를 요가의 외적 수련과 내적 수련 사이의 교량이라고 표현하곤 한다.

● 다라나(집중)

다라나는 마음을 한 곳에 집중하여 모으는 것을 말한다. 주로 명상을 시작할 때의 초기 단계이며, 호흡 등 명상을 위해 선정한 하나의 대상에 집중하려고 하는 상태이다.

● **디야나(선정)**

디야나는 다라나에서 집중이 이루어져 오로지 정신이 흐트러짐 없이 관념이 하나로 지속되는 상태를 말한다.

● **사마디(삼매)**

《요가수트라》의 3장 3경에서 사마디에 대해 "자신의 성질은 없는 것처럼 대상으로서만 빛나는 것"이라고 언급한다. 이러한 표현만을 보면 대체 무슨 설명인지 알아듣기 어려울 것이다. 쉽게 말하자면, 명상은 한 가지 대상을 정해 그것에 우리의 의식을 고정하여 이리저리 휩쓸리는 마음을 한 곳에 묶어두기 위한 수련이다. 사색이나 묵상과는 다르다. 요가의 명상은 미간이나 심장과 같은 신체의 부분이나 자기 자신의 마음 또는 자애와 같은 관념 등을 대상으로 정해 그것에 집중하며, 이 시작 상태가 다라나이다. 다라나에서 우리의 주의가 돌아다니지 않고 그 대상에 오롯이 하나로 집중되어 있는 상태가 디야나이며, 여기서 주의가 대상과 합일하여 '나'라는 의식은 사라지고 대상만 또렷하게 인지되는 상태가 사마디라는 것이다. 다라나, 디야나, 사마디를 합쳐 상야마(samyama)라고 한다. 이 셋은 명상을 할 때의 정신적인 상태를 구분하는 말로, 명확히 구분되어 일어나는 것이 아니라 세 가지 상태에서 우리의 의식이 오가기 때문에 상야마라는 단어로 표현한다. 우리가 잘 때 잠이 들려는 상태, 렘 수면 상태, 깊은 숙면의 상태를 반복하며 잠을 유지하는 것에 비유할 수 있다.

8단계 요가의 실천은 야마의 실천에서부터 시작하여 점진적으로 수행의 진전을 이끌어낸다. 실천법은 서로 의지하여 하나하나가 다른 단계에 영향을 미친다. 《요가수트라》의 사마디는 네 가지 종류가 소개된다. 처음에는 수행자의 의식이 거친 수준의 것을 인식한 상태에서의 사마디를 경험하고, 수행이 깊어짐에 따라 점점 더 상위의 사마디로 나아가게 한다. 그와 같은 상태가 되기까지, 8단계의 요가 실천법들은 서로 간 지지대가 된다. 이로써 요가 수행자의 의식은 나선형으로 발전하게 된다.

2
신체와 정신의 연금술, 하타 요가

하타 요가의 의미는 크게 두 가지로 풀이된다. 먼저 하나는 산스크리트 'hatha'를 '힘'을 가리키는 단어에서 파생한 것으로 보고 '힘에 의한', 또는 '강력한'이라는 의미로 해석하는 관점이다. 하타 요가의 실천 수련법이 주로 육체적이고 물리적인 기술 시스템으로 설명되기 때문에 나오는 해석이다. 다른 하나는 'hatha'의 'ha'를 태양으로, 'tha'를 달이라고 해석해 이 두 단어를 합친 것으로 '해와 달의 결합'이라고 보는 관점이다.

하타 요가의 수련법을 보면 인체 내에 흐르는 양(陽)의 기운이며 태양으로 상징되는 프라나(prana)와, 음(陰)의 기운이며 달로 상징되는 아파나(apana)라고 하는 두 가지의 기운을 결합하려는 시도를 한다. 이 두 기운을 결합시키려는 시도는 앞에서 설명한 소우주인 인체 내에 잠들어 있는 쿤달리니-샥티를 각성시키기 위한 것이다. 학계에서는 하타 요가를 '힘에 의한 요가', 혹은 '강력한 요가'라고 해석하는 것이 보편적이다. 하지만 실질적인 요가 수련자들 사이에서 하타 요가는 '해와 달의 결합'이라는 의미로 더 많이 알려져 있으며 학계에서도 이견이 제시된다. 하타 요가는 그 수련법의 특성상 태양과 달의 결합, 즉 프라나와 아파나의 결합 요가라고 해석하는 것이 하타 요가의 원의에 가깝다는 것이다.[1] 하타 요가에서 많은 것들을 상징적이거나 은유적으로 표현하는 특성을 볼 때, 하타 요가를 '해와 달의 결합'이라는 비유적인 의미를 따서 명명한 것이라고 생각할 만한 근거는 충분하다.

하타 요가의 수련법은 참으로 독특하다. 여러 가지 정화행법을 하고 반다와 무드라라고 하는 하타 요가로 특징되는 신체 수련법이 주를 이룬다. 《하타 요가 프라디피카》와 같은 하타 요가 문헌에서 야마와 니야마, 명상법 등을 언급하지만, 가장 핵심이 되는 수련은 쿤달리니-샥티의 각성과 직결되는 신체적 수련법이다. 하타 요가의 수행들은 에너지적이고 미묘한 인체의 내부 상태와 직접적인 관련이 있기 때문에 하타 요가에서는 인체 생리학이 발달했다. 이 인체 생리학에 등장하는 에너지와 에너지가 흐르는 통로, 그리고 에너지 중심 센터가 세간에도 많이 알려진 프라나와 나디, 차크라이다.

---

1 《하타 요가의 철학과 수행론》, 박영길, 도서출판 씨.아이.알, 2013, 5페이지 참고
　　학계의 하타 요가의 정의에 대한 자세한 논란에 대해서는 같은 책의 63~81페이지 참고

● 하타 요가의 생리학

하타 요가의 인체에 대한 지식은 탄트라와 거의 같은 내용을 공유한다. 프라나, 나디, 차크라, 쿤달리니 등의 하타 요가 생리학은 탄트라 문헌에서 등장하는 것과 거의 동일하며, 쿤달리니 각성을 위한 실천 수련법은 하타 요가와 탄트라의 많은 부분이 일치한다. 《쉬바 상히타》와 같이 대표적인 하타 요가 입문서가 탄트라 계열의 문헌에 속하는 등 탄트라와 하타 요가는 서로 밀접한 관계에 있으며, 때로 명확하게 구별이 되지 않는 부분들이 있다.

① 판차 코샤(panca kosha): 다섯 층으로 이루어진 몸

판차는 다섯, 코샤는 껍질을 의미하는 산스크리트로 우리의 몸이 다섯 겹의 껍질로 이루어져 있다는 이론이다. 판자 코샤 이론은 고전 우파니샤드 중 《티이티리야 우파니샤드》에서 처음 등장한다. 이 모델은 우파니샤드의 맥을 잇는 베단타, 그리고 탄트라처럼 불이론적 학파(근본 원리가 둘이 아니라는 형이상학적 이론을 따르는 학파)에서 수용하며, 하타 요가를 거쳐 현대 요가에서도 종종 언급되곤 한다. 판차 코샤는 다음과 같이 구성되어 있다.

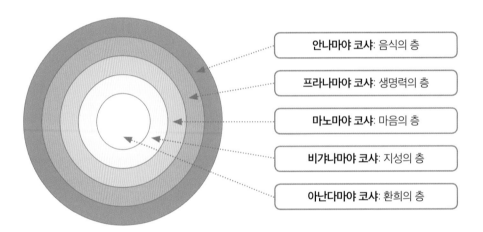

안나마야 코샤: 음식의 층
프라나마야 코샤: 생명력의 층
마노마야 코샤: 마음의 층
비갸나마야 코샤: 지성의 층
아난다마야 코샤: 환희의 층

안나마야 코샤(annamaya kosha)는 우리의 몸 가장 바깥쪽을 이루고 있는 몸으로써, 《타이티리야 우파니샤드》에서 음식의 층이라고 설명된다. 즉 물질적 요소들로 이루어진 것으로, 하타 요가 및 인도 전통 의학인 아유르베다에서는 이 음식으로 이루어진 몸을 위해 가볍고 맑은 음식을 가려 섭취해야 한다고 생각한다. 프라나마야 코샤(pranamaya kosha)는 생체 에너지인 다섯 가지 프라나로 이루어진 층으로, 서양의 오컬트에서는 '에테르체(ether body)'라고 표현한다. 호흡과 깊은 관계가 있다. 마노마야 코샤(manomaya kosha)는 마음의 층으로 감정을 비롯해 여러가지 마음이 일어나는 몸이다. 비갸나마야 코샤(vijnanamaya kosha)는 지성의 층이며, 높은 인식으로 이루어진 몸이다. 아난다마야 코샤(Anandamaya kosha)는 환희 또는 희열로 구성된 몸이며 모든 상위 단계의 몸들은 그보다 하위 단계의 몸을 포함하는 동시에 초월한다.

② 프라나: 생명력 혹은 생기

프라나는 한자문화권 국가에서는 기(氣) 또는 생기(生氣)라고 표현할 수 있는 유기적인 에너지이다. 탄트라와 하타 요가 생리학을 다룬 문헌들에서는 다섯 가지의 프라나가 있다고 설명한다.

프라나(prana)	들숨	생명력을 몸속으로 끌어들인다.	몸통의 윗부분에 위치
아파나(apana)	날숨	생명력을 밖으로 배출한다.	하복부에 위치
브야나(vyana)	통과하는 숨	생명력을 분배하고 순환시킨다.	몸 전체에 퍼져 있다.
사마나(samana)	중간의 숨	소화 작용을 통해 영양소의 활성화	소화기관
우다나(udana)	위로 올라가는 숨	말이나 트림을 하는 작용	목구멍과 연결

이 다섯 가지 프라나 중 하타 요가의 수련 체계에서 중요하게 다루는 것은 들숨과 관계된 프라나와 날숨 및 하기(아래로 내려가는) 성향을 가진 아파나이다. 프라나와 아파나의 결합이라고 할 때에는 유기 에너지 전체를 가리키는 프라나가 아니라 들숨으로 생명력을 끌어들이는 작용을 하는 프라나를 가리킨다. 한편 아파나는 생명 활동을 하는 과정에서 날숨과 골반 근처에서 아래로 내려가는 기운이다. 대소변의 배설 및 정액과 생리혈의 배출을 담당하며, 아유르베다에서는 이 아파나가 기능을 상실했을 때 변비나 생리불 순 등이 일어난다고 여긴다.

③ 나디: 프라나의 통로

나디는 프라나가 흐르는 통로이다. '맥관', '도관' 등으로 번역되기도 하는 나디는 일반적인 혈관이나 신경 통로가 아니다. 혹자는 나디와 중의학의 경맥이 비슷하다는 의견을 내기도 하지만, 아직까지는 그에 대해 학계에서 밝혀진 바는 없다. 참고로 중의학의 경맥은 12개이지만 탄트라나 하타 요가의 경전들에서는 72,000개의 나디가 존재한다고 한다. 그중 위치가 설명된 것은 14~19개 정도이며 문헌마다 위치나 명 칭이 서로 부합되지 않는 경우들도 있다. 모든 나디들은 달걀과 비슷한 형태의 둥근 뿌리인 칸다(kanda) 에서 시작된다고 전해진다. 칸다의 위치는 회음 또는 배꼽으로, 문헌마다 조금씩 다르게 전해진다. 여러 개의 나디 중에서 인체에서 가장 근본적이며 하타 요가의 수행에서 중요하게 여기는 것은 '이다(ida)'와 '핑갈라(pingala)', 그리고 '수슘나(sushumna)' 나디이다.

수슘나 나디는 척추 중앙을 따라 나 있는 아주 미세한 통로이며 각성한 쿤달리니-샥티의 상승 경로이다. 수슘나 나디의 맨 하단에는 쿤달리니-샥티가 잠들어 있으며 가장 상층은 정수리에 있는 브라흐마 란드 라(브라흐마의 동굴)에서 끝난다. 이 정수리에 위치한 에너지 센터를 사하스라라 차크라라고 부르며, 그 안 에 자리한 쉬바에게 각성한 쿤달리니-샥티가 도달하여 합일했을 때에 요가 수행자는 영원한 해방과 신 체의 변혁을 이룬다고 한다. 이 쉬바-샥티의 결합이 하타 요가의 궁극적인 목표이다.

이다와 핑갈라 나디는 척추 아래쪽에서부터 수슘나를 좌우로 둘러싸고 나선형으로 돌아 미간에 있는 에 너지 센터에서 끝난다.

이다는 차가운 달로 상징하며 수슘나의 왼편에, 핑갈라는 뜨거운 태양으로 상징하며 수슘나의 오른편 에 위치한다. 그렇지만 둘은 그리스 신화 속 헤르메스의 지팡이 카두세우스처럼 나선으로 휘감고 오르는 형태이기 때문에 이다가 늘 왼쪽에 위치하고 핑갈라가 늘 오른쪽에 위치하는 것은 아니다. 이다의 시작 부분이 남성 수행자의 경우 왼쪽 고환에서 시작되어 왼쪽 콧구멍에서 끝나고, 핑갈라는 그 반대인 오른 쪽 고환에서 시작되어 오른쪽 콧구멍에서 끝난다. 하타 요가의 프라나야마(호흡 조절법)는 이다와 핑갈라 에 직접적으로 작용한다. 오른쪽 콧구멍을 막고 왼쪽 콧구멍으로만 호흡하는 찬드라베다 프라나야마(달 을 관통하는 호흡 조절법)는 이다 나디를 활성화하기 때문에 마음을 내향화하여 차분하게 하고 혈압을 낮추 고, 반대로 왼쪽 콧구멍을 막고 오른쪽 콧구멍으로만 호흡하는 수리야베다 프라나야마(태양을 관통하는 호

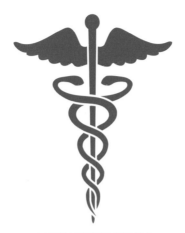

▲ 헤르메스의 지팡이 카두세우스

흡 조절법)는 핑갈라 나디를 활성화하여 외향성과 활력을 증진시키는 것으로 알려졌다. 한편 이다와 핑갈라의 상층부 끝이 양쪽 콧구멍이 아닌 미간의 아갸 차크라에서 끝난다고 하는 문헌도 있다. 중요한 것은 이 두 나디 속으로 프라나가 흐르면 생명력을 소모하며 삶을 영위하여 주의력이 외부를 향한다는 점이다. 이는 생로병사의 순환 주기에 매이는 것을 의미한다. 반면 하타 요가 수행자는 프라나를 좌우 나디에서 철수해 중앙 통로인 수슘나로 강제로 집어넣기 위한 호흡 조절, 즉 쿰바카를 시도한다. 그들은 이러한 노력으로 생로병사의 순환에서 온전히 해방될 수 있다고 여겼다.

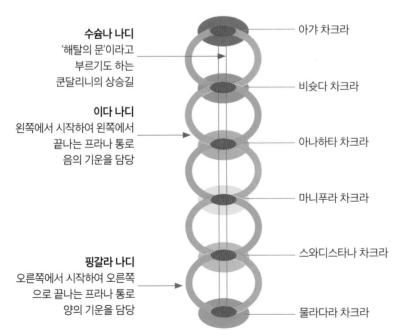

수슘나 나디
'해탈의 문'이라고
부르기도 하는
쿤달리니의 상승길

이다 나디
왼쪽에서 시작하여 왼쪽에서
끝나는 프라나 통로
음의 기운을 담당

핑갈라 나디
오른쪽에서 시작하여 오른쪽
으로 끝나는 프라나 통로
양의 기운을 담당

아갸 차크라

비슛다 차크라

아나하타 차크라

마니푸라 차크라

스와디스타나 차크라

물라다라 차크라

▲ 이다·핑갈라·수슘나 나디. 식별하기 쉽도록 이다 나디는 연회색으로, 핑갈라 나디는 연주황색으로 표시했다.

④ 차크라: 회전하는 에너지 센터

차크라는 '바퀴'를 가리키는 산스크리트로, 영어로는 'chakra'라고 표기한다, 차크라는 요가 전통에서 몇 가지 의미를 담고 있지만, 그중 하타 요가와 생리학의 차크라는 사람의 몸속에서 소용돌이처럼 회전하는 영적 에너지의 원운동을 가리키는 말이다. 척추를 따라 수직으로 배열된 7개의 차크라는 나디와 마찬가지로 서양 의학의 해부학이나 신경학에서 찾을 수 있는 것이 아니다. 간혹 서양 의학의 신경총과 차크라를 직접 연관시켜 설명하려는 시도를 하는 경우도 있지만, 그보다는 서양 의학적 신경총과 차크라와는 서로 간 연관성이 있다고 보는 것이 옳다고 한다.[1] 보편적으로 많이 알려진 7개의 차크라 외에도 언급되는 차크라가 있으며, 위치나 가짓수 등이 문헌마다 약간씩 다르다.

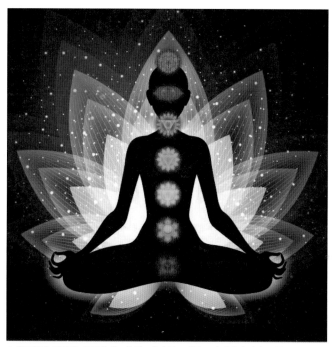

▲ 차크라의 이미지: 세간에서는 흔히 7개의 차크라를 무지개색인 빨강, 주황 ,노랑, 초록, 파랑, 남색, 보라색으로 표현한다. 그러나 각 차크라의 색에 대한 설명은 문헌마다 차이가 있다.

차크라에 대해 어떤 사람은 에너지의 저장고나 저수지라고 하기도 하고, 어떤 사람은 전기선이 갈라지는 중앙 전신주와 같은 것이라고 표현하기도 한다. 이 차크라는 나디가 연결되어 전류의 흐름과 비슷한 전진, 후퇴의 프라나 움직임이 있으며[2] 물질적 신체의 신경망에도 영향을 준다. 각 차크라는 신체적, 정신적 작용과 연관이 있으며, 본능 및 욕망과도 깊게 관계된다.

---

1   《요가 사전》, 게오르그 호이에른슈타인, 김재민 옮김, 도서출판 여래, 2022, 119~120페이지 참고

2   《쿤달리니 탄트라》, 스와미 사티야난다 사라스와티, 박광수 옮김, 양문출판사, 2003, 43페이지 참고

	의미	위치	색과 꽃잎의 수	요소
물라다라	뿌리, 지탱하다	회음	4개의 붉은색 꽃잎	흙
스와디스타나	자신의 자리	미저골	6개의 주황색 꽃잎	물
마니푸라	보석의 도시	배꼽	10개의 밝은 노란색 꽃잎	불
아나하타	울리지 않는 소리	가슴	12개의 푸른색 꽃잎	공기
비슛다	순수한	목	16개의 옅은 보라색 꽃잎	에테르
아갸	명령	미간	2개의 흰(은)색 꽃잎	
사하스라라	천 개의(무한의) 꽃잎	정수리	1,000개의 무지개색 꽃잎	

마음의 각 수준은 이 차크라들의 활성화(쿤달리니가 이미 그 차크라에 올라가 있는 상태라고 하는 경우도 있다)와 연계되어 있다. 물라다라 차크라의 수준에 머물러 있을 경우에는 본능적 단계이기 때문에 자기 보존과 안정에 가장 집중되어 있다. 스와디스타나 차크라의 경우에는 육체적 인간의 단계이기 때문에 성욕과 감정의 만족을 중시한다. 마니푸라 차크라는 개인적 자아를 강하게 인식하는 단계로서 의지, 소유욕, 신념이 중요하다. 위아래 차크라들 중 가운데에 위치한 아나하타 차크라의 수준에서는 사랑과 평화, 타인과의 연결성에 주목하게 된다. 이런 식으로 상위 차크라가 각성 또는 활성화될 때 의식 수준은 점점 더 고양되며 초의식적인 상태로 나아간다.

⑤ 쿤달리니-샥티: 인체 내의 잠재력

쿤달리니-샥티는 '뱀의 힘'이라는 의미로, 인체에 내재된 근원적 잠재력이다.[1] 쿤달리니-샥티의 이론적 토대는 소우주의 대우주 반영론이다. 즉 대우주의 여성 원리이자 창조력인 샥티가 소우주인 인체에도 개체화하여 잠재되어 있다는 것이다. 따라서 이 쿤달리니-샥티가 존재한다는 개념은 쿤달리니-샥티의 각성과 상승을 골자로 하는 탄트라와 하타 요가 수련의 실제적 중추이다. 쿤달리니-샥티는 어느 누구에게나 잠재되어 있으며, 영적인 힘으로 이해해야 한다. 쿤달리니-샥티 자체는 봉인되어 있지만, 그곳에서 나오는 생명력으로 우리는 일상을 영위한다. 하지만 잠들어 있는 쿤달리니-샥티의 힘이 깨어나면 마치 원자 폭탄과 같이 매우 강력하여 일상을 영위할 때의 생명력과는 비교할 수 없다고 한다. 그러므로 스스로 자기 꼬리를 문 채로 봉인하여 물라다라 차크라(문헌에 따라 다를 수 있다)에 잠들어 있는 쿤달리니-샥티는 조심스럽게 깨워야 한다. 준비되지 않은 갑작스러운 쿤달리니-샥티의 각성은 신체적, 정신적 부작용을 낳을 수 있기 때문이다. 또한 준비가 되어 있는 수행자라 할지라도 쿤달리니-샥티가 각성하고 상승하는 시기에는 일상적이지 않은 신체적이고 정신적인 변화들을 겪기 때문에 일상과 떠나 있어야 한다.

각성한 쿤달리니가 올라가는 길에는 3개의 결절이 있는데 이를 그란티(granthi)라고 한다. 그란티는 심령적이고 정신적인 결절로서 쿤달리니의 길을 막는다. 맨 하위인 물라다라 차크라에 있는 '브라마 그란티', 아나하타 차크라에서 작용하는 '비슈누 그란티', 아갸 차크라의 '루드라 그란티'이다.

---

1 쿤달리니-샥티 대신 쿤달리니-에너지라고 표현하는 경우도 흔한데, 에너지는 물리적인 힘을 연상시키는 단어이기에 쿤달리니-샥티라고 표현한다. 탄트라나 하타 요가에서 샥티는 근원적이고, 근본적인 우주적 실재이자 순수 의식인 쉬바의 역동적인 여성 원리이자 힘이다. 탄트라에서 반은 남성신, 반은 여성신으로 그린 쉬바신의 그림을 볼 수 있는데, 이는 근원적 신이 가진 남성성과 여성성 측면을 표현한 것이다. 이 양면성은 동전의 앞과 뒷면처럼 떼어놓을 수 없는 것이며, 신과 신의 힘으로부터 드러난 현상 세계 역시 불가분의 관계에 있다고 보는 것이 탄트라의 관점이다.

3
하타 요가의 수련법

하타 요가의 수련법은 우리의 몸에 대우주적 힘인 샥티가 개체화하여 잠재력으로 존재한다는 전제하에 출발한다. 하지만 그들은 직접적으로 쿤달리니-샥티를 각성시키는 수련에 앞서 몸을 준비하기 위한 수련을 먼저 해야 한다고 깨달았던 것 같다. 하타 요가를 연구하는 학자들은 15세기 스와트마 라마 요긴드라가 저술한 《하타 프라디피카》(하타의 등불)를 하타 요가에서 매우 중요한 문헌으로 여긴다. 이 문헌에서는 몸을 건강하게 하고 정화하는 실천법인 아사나를 가장 먼저 언급하며 이어서 프라나야마(쿰바카), 무드라, 명상(사마디)이 언급된다. 즉 《하타 프라디피카》는 아사나, 프라나야마, 무드라, 사마디의 네 가지 지분으로 구성되어 있다.[2] 그리고 여섯 가지의 정화수행법이 등장하는데 이 역시 신체를 준비시키는 실천법이다. 이 정화수행법은 이전의 하타 요가 문헌에서는 찾아볼 수 없지만 《하타 프라디피카》에서 다루기 시작한 후 좀 더 후대의 문헌에서 언급되거나 강조된다. 그런 점으로 미루어 보아 정화법은 그 이전에는 도입되지 않았던 것으로 생각되며 처음 언급되기 시작한 《하타 프라디피카》에서도 그리 큰 비중을 두지는 않았다고 한다.[3] 이러한 정화법들은 주로 나디를 정화하는데, 나디 정화법이 도입된 것에는 프라나의 통로인 나디가 불순물로 차 있으면 수슘나로 프라나를 보내기 어렵다고 여긴 데에서 출발한다.

한편 하타 요가를 수행하기 위해서는 안전하면서 추위와 더위로 고통받지 않을 곳, 조용한 곳을 필요로 하며 위장의 4분의 1만 채우는 절제된 식사를 하고 영양가가 있되 맑고 가벼운 음식을 섭취하라고 한다. 《하타 프라디피카》에서는 절식과 아힘사가 수행에 매우 중요하다고 강조된다. 절식이 단식을 의미하지는 않으며, 단식이나 이른 아침의 목욕과 같은 몸에 고통을 주는 행위를 피하라고 한다. 또한 탄트라의 영향을 받았지만 이성과의 성적 결합을 통해 해탈을 추구하는 좌도 탄트라와는 반대로 금욕을 권장한다.

● **신체 정화법**

사트카르마(satkarma)라고 부르는 이 정화법은 모두 6가지이다.

① **네티(netl). 코 정화법.** 손이나 물로 코와 코 안의 공동을 청소하는 방법이다. 잘라 네티는 식염수를 작은 네티용 주전자에 담아 한쪽 코로 흘려 넣어 반대쪽 콧구멍으로 내보내는 방식이며 비교적 수련하기 수월하다. 비염에 효과적이다.

---

2   《하타의 등불-상》, 박영길, 세창출판사, 2015, 221페이지 참고

3   같은 책, 79페이지 참고

② **다우티**(dhauti): 소화관 정화법. 넓적하고 긴 천 등을 삼겨서 식도로 넘겼다가 꺼내어 소화관 내 불순
    물을 제거하는 방법이다.

③ **나울리**(nauli): 복부 마사지 수련법. 숨을 내쉬어 웃디야나 반다를 할 때처럼 복부 전체를 등 쪽으로 끌
    어당긴 후 복직근을 움직여 장 마사지를 하는 수련이다.

④ **바스티**(basti): 장 청소. 물 등으로 직장 등을 청소하는 방법이다.

⑤ **카팔라바티**(kapalabhati): 전두부 정화법(정뇌법). 횡격막 호흡을 빠르게 하여 전두부와 코 안 점액 등을
    제거하고 전두부를 정화하는 방법이다. 호흡을 통한 수련이지만 프라나야마가 아닌 정화법에 속한다.

⑥ **트라타카**(trataka): 안구 정화 또는 집중력 향상법. 촛불 등을 가급적 눈을 깜박이지 않고 본 후 눈을
    감은 후 잔상에 집중하는 방법이다. 안구 정화 효과와 집중력을 높이는 데 효과적인 방법이다.

● **아사나**

하타 요가에서는 본격적인 쿤달리니 각성을 위한 호흡 조절과 반다, 무드라를 하기에 앞서 신체의 건강
과 피로를 없애기 위해 아사나를 수련한다. 아사나 수련에서 중요한 것은 체내 프라나의 흐름이 원활하
여 기가 충만하며 마음에 산란함이 없고 안정되도록 하는 것이 중요하다.《하타 프라디피카》에는 현대에
도 잘 알려진 아사나 15개가 설명되며 그것은 다음과 같다.

① **고무카 아사나**(소머리 자세)

② **쿠르마 아사나**(거북이 자세)

③ **쿠쿠타 아사나**(수탉 자세)

④ **웃타나 쿠르마 아사나**(강하게 늘인 거북이 자세): '누운 거북이 자세'라고 번역되기도 하지만, '웃타나'
    의 의미는 '강하게 펴기'이다. 쿠쿠타 아사나에서 팔로 목을 감싸고 뒤로 누운 자세로 설명된다. 아쉬
    탕가 빈야사 요가 등의 숩타 쿠르마 아사나(누운 거북이 자세)와는 다소 다른 것으로 보인다.

⑤ **다누라 아사나**(활 자세):《하타 프라디피카》의 활 자세는 아래의 사진처럼 앉아서 한 발을 들어 올려
    귀 옆으로 당기는 자세이다. 여기서 들고 있는 발의 반대쪽 엄지발가락을 같은 쪽 손으로 잡아야 좀
    더《하타 프라디피카》에서 언급한 활 자세에 가깝다. 이 자세는 간혹 외국에서 나온 현대 요가 저서에
    도 활 자세 또는 궁수 자세 등으로 등장하기도 한다. 현대 요가에서 잘 알려진 엎드려서 양발을 잡고
    들어 올리는 활 자세는《게란다 상히타》에서 나온다. 하타 요가의 문헌에 따라 아사나 이름이 조금씩
    다르게 언급되는 경우가 있다.

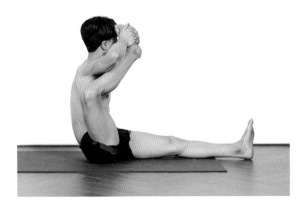

⑥ **마첸드라 아사나(비틀기 자세)**: 현대에서는 아르다 마첸드라 아사나(반비틀기 자세)로 더 잘 알려져 있다.

⑦ **파스치모타나(앉은 전굴 자세)**

⑧ **마유라 아사나(공작 자세)**

⑨ **사바 아사나(송장 자세)**

《하타 프라디피카》에서는 이러한 아사나들을 수련하여 몸을 건강하고 날씬하게 하며, 사바 아사나를 통해 피로를 풀고 마음을 이완시킨다고 한다. 그 외에 다음과 같이 앉아서 명상하기에 좋은 아사나들을 소개한다.[1]

⑩ **비라 아사나(영웅 자세)**: 현대 요가에서는 무릎을 꿇고 양발 사이에 엉덩이를 놓고 앉는 것이지만, 여기서는 반가부좌와 유사한 자세가 설명된다.

⑪ **스와스티카 아사나(수카 아사나, 편안히 앉은 자세)**

⑫ **싯다 아사나(달인 자세)**: 한쪽 발뒤꿈치를 회음에 붙이고 다른 발을 (남성 수련자의 경우에) 성기 위에 올려놓은 후 턱을 가슴에 단단히 붙여 잘란다라 반다를 하는 좌법이다.

⑬ **파드마 아사나(연꽃 자세)**: 결가부좌이며 무드라를 통해 프라나의 흐름을 조절하는 것으로 설명된다.

⑭ **싱하 아사나(사자 자세)**: 무릎 꿇고 발목을 교차시켜 앉은 상태에서 양손을 무릎 위에 올려놓은 다음, 입을 벌리고 혀를 길게 앞으로 뺀 후 코끝을 응시하며 집중하는 자세이다. 이 아사나는 세 가지의 반다를 결합시키는 것으로 설명된다.

⑮ **바드라 아사나(행운 자세)**: 현대에서는 밧다 코나 아사나로 알려져 있다.

이중 싯다 아사나, 파드마 아사나, 싱하 아사나, 바드라 아사나는 매우 중요한 자세라고 언급되며 특히 싯다 아사나가 가장 중요한 자세로 강조된다. 그 다음에는 파드마 아사나이다. 이 두 아사나는 무드라(반다도 무드라에 속한다)와 함께 설명되는데, 이에 통달하면 해탈에 이르는 것으로 언급된다. 그러나 둘 모두 마유라 아사나나 다누라 아사나 등에 비해 신체적으로 하기 어려운 자세는 아니다. 그럼에도 강조되는 것은 이 두 가지 아사나가 나머지 지분인 프라나야마, 무드라, 사마디에 이르는 정신 집중을 하기에 가장 적합한 좌법이기 때문인 것으로 보인다. 《하타 프라디피카》에서 강조된 싯다 아사나, 파드마 아사나, 싱하 아사나, 바드라 아사나는 쿤달리니-샥티의 각성에 필요한 프라나야마(쿰바카)와 무드라 및 명상 수련을 하기에 적합한 자세인 동시에 나디의 불순물을 정화하는 것으로 설명된다.

● **프라나야마**

하타 요가에서 쿤달리니-샥티를 각성시키기 위해 하는 수련법은 쿰바카이다 쿰바카는 숨을 미시고 숨을 보유한 채 숨을 잠는 프라카 프라나야마와 내쉰 후 내쉰 그대로 숨을 참는 레차카 프라나야마가 있다. 《하타 프라디피카》에는 숨을 마시고 보유한 쿰바카 여덟 종류가 설명되어 있는데, 모두 들숨을 하는 방법에 따라 나눈 것이기 때문에 프라카 프라나야마에 속한다. 들숨 후 숨을 멈추는 프라카 프라나야마와 날숨 후 숨을 멈추는 레차카 프라나야마 모두 사히타 쿰바카라고 부르지만, 《하타 프라디피카》에 레차카

---

1 현대 요가에서 많이 알려진 아사나와 이름이 다소 다르거나, 이름은 같은데 형태는 다른 것들이 있다. 비라 아사나의 경우 현대에 알려진 무릎을 꿇고 양발 사이에 엉덩이를 놓고 앉은 것과 달리 반가부좌와 유사한 형태로 언급된다.

프라나야마는 실제로 수련하는 방법이 따로 소개되어 있지는 않다.[1] 그리고 사히타 쿰바카를 하는 중에 숨을 멈춘 상태가 자연스럽게 연장되어 들숨과 날숨이 사라진 상태를 케발라 쿰바카(kevala kumbhaka)라고 부른다. 즉 들숨과 날숨 사이에서 호흡을 멈춘 채 그대로 유지하고 있는 호흡이다.

하타 요가의 호흡과 관련한 실천 수련인 나디 쇼다나(nadi sodhana)와 카팔라바티는 여덟 종류의 쿰바카에서 제외되어 있다. 쿰바카를 수련할 때 전제되는 조건은 목, 복부, 회음을 봉인하는 세 가지 반다를 함께하는 것이다. 나디 쇼다나는 숨을 멈추는 과정에서 반다를 행하지 않으며, 카팔라바티는 숨을 멈추는 과정 자체가 없으므로 하타 요가에서 쿰바카 수련에 한정한 프라나야마에 들어가지 않는다.[2] 다만 하타 요가에서는 카팔라바티를 여러 차례 실시한 뒤에 깊게 들숨 후 쿰바카를 유지하는 수련을 한다. 프라나야마(쿰바카)의 수련은 부작용을 막기 위해 신체를 단련하는 아사나를 통달한 후에 해야 하며, 명치나 횡격막에 통증이 있거나 위로 열이 몰리는 경우 중단해야 한다. 부작용을 피하기 위해 무리해서 하지 않아야 하며 특히 스승의 지도를 받아야 한다. 실제로 쿰바카 수련을 하다 보면 머리 쪽으로 압력이 몰리기 쉬우며, 고막 등에서 압박감이 느껴지기도 하는데 주의해야 한다.

하타 요가에서는 프라나야마를 통하여 프라나를 통제할 수 있다고 생각했으며, 프라나의 통제는 곧 마음의 통제로 이어진다고 생각했다. 앞서도 설명했듯이 프라나가 이다와 핑갈라로 흐를 때에는 일상적 삶을 영위하면서 마음의 동요가 일어나는 상태이지만, 프라나야마를 통해 프라나가 수슘나로 흐르기 시작하면 마음은 안정되어 부동 상태가 된다고 한다.

● 반다와 무드라

무드라는 쿰바카와 병행하는 하타 요가의 핵심 수련법이다. 무드라의 의미는 봉인, 기호, 표식, 도상 등으로 다양하며 탄트라나 불교에서는 불상에서 볼 수 있는 수인(手印, 상징적인 손 모양) 혹은 몸짓 등을 가리키는 단어이다. 한편 하타 요가에서 무드라는 수인이나 몸짓을 가리키는 것이 아니라 특정한 신체적 수련법을 가리킨다.

하타 요가의 무드라 수련에 속하는 반다는 산스크리트로 '묶다, 속박하다, 잠그다, 닫다' 등의 뜻이며, 프라나를 빠져나가지 않게 하기 위한 잠금 장치이다. 반다는 ① 목을 압박하는 잘란다라 반다 무드라(jalandhara bandha mudra), ② 복부를 조이는 웃디야나 반다 무드라(uddiyana bandha mudra), ③ 회음을 압박하는 물라 반다 무드라(mula bandha mudra), 이 세 가지가 있다. 통상적으로 무드라를 붙이지 않고 반다라고만 부른다.

① 잘란다라 반다	목 잠금	목을 길게 늘인 다음, 목구멍을 위로 당기며 턱으로 쇄골 사이를 누른다.
② 웃디야나 반다	날아오르게 하는 잠금	복부를 뒤로 잡아당기며 약간 위로 끌어 올린다.
③ 물라 반다	뿌리 잠금	회음을 수축해 위로 당기는 느낌으로 한다.

잘란다라 반다는 위로 향하는 성질의 프라나가 위로 올라가지 않도록 잠그고 물라 반다는 아래로 향하는 성질의 아파나를 끌어 올리며, 웃디야나 반다는 결합한 프라나와 아파나를 수슘나로 흐르게 한다. 이

---

1 《하타 요가의 철학과 수행론》, 박영길, 도서출판 씨.아이.알, 236페이지 참고

2 같은 책, 241~242페이지 참고

셋은 항상 함께 수련하는 것으로 설명되지만, 웃디야나 반다의 경우 《하타 프라디피카》에서 '자연스럽게', '저절로' 하는 것으로 설명된다. 임의로 무리하게 할 시에 부작용이 있을 수 있다.

세 가지 반다 무드라 외에 《하타 프라디피카》에서 쿤달리니-샥티의 각성과 상승에 직접적으로 작용하는 것으로 설명된 무드라는 ④ 마하 무드라(maha mudra), ⑤ 마하 반다 무드라(maha bandha mudra), ⑥ 마하 베다 무드라(maha vedha mudra), ⑦ 샥티찰라나 무드라(sakticalana mudra)까지 일곱 가지가 있다. 이들 무드라는 모두 쿰바카와 병행한다.

④ **마하 무드라**: 쿤달리니를 자극해서 각성시키는 효과가 있는 무드라. 아래 사진은 마하 무드라와 가장 유사한 형태를 하고 있는 현대의 아쉬탕가 빈야사 요가의 자누 시르사 아사나 B이다. 마하 무드라는 한쪽 발뒤꿈치로 회음을 압박하고 다른 한 쪽 다리를 펴 양손으로 엄지발가락을 잡고 쿰바카를 행한 후 천천히 숨을 내쉰다. 자세를 풀고 반대쪽 방향도 실행해야 한다.

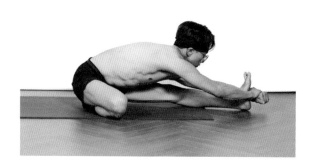

⑤ **마하 반다 무드라**: 이다와 핑갈라 나디에서 흐르는 프라나를 철수시키고 수슘나로 흐르게 하는 무드라이다. 왼쪽 발뒤꿈치로 회음을 압박한 싯다 아사나(달인좌)로 앉아 잘란다라 반다와 물라 반다를 한 상태에서 미간 혹은 수슘나에 의식을 집중한다. 《하타 프라디피카》에서는 웃디야나 반다에 대한 언급은 따로 없지만, 다른 두 반다를 행할 때 웃디야나 반다가 자연스럽게 되도록 해야 한다는 점과 세 반다는 한 조로 함께 수련하는 것이라는 점을 고려할 때 마하 반다 무드라는 곧 세 가지 반다를 함께 행하는 것을 의미한다.

⑥ **마하 베다 무드라**: 베다는 '뚫음', '관통하다'라는 의미이며 마하는 '위대한'이라는 뜻이므로 우리말로 하면 '위대한 관통 무드라'이다. 이름에 쿤달리니-샥티가 수슘나를 따라 각 차크라와 결절(그란티)을 관통하여 해탈의 관문인 브라흐마 란드라로 들어가게 해준다는 뜻이 담겨 있다. 이 무드라는 쿤달리니-샥티를 깨우며, 수슘나를 활성화시켜 프라나가 수슘나로 흐르게 하는 무드라이다. 행법은 다음과 같다. 마하 무드라와 마하 반다 무드라를 마친 후 싯다 아사나를 한다. 그 상태에서 양손으로 바닥을 짚고, 들숨 후 세 종의 반다와 쿰바카를 하며 엉덩이를 바닥에서 들어 올렸다 때리듯 내려놓기를 반복한다. 회음을 자극하여 물라다라 차크라에 잠들어 있는 쿤달리니-샥티를 깨우거나 수슘나를 뚫는다고 한다.

위의 마하 무드라, 마하 반다 무드라, 마하 베다 무드라는 모두 쿤달리니를 각성시키는 작용을 한다. 하타 요가 문헌에서는 이 셋을 한 조처럼 함께 수련하라고 지시되어 있다.

⑦ **샥티 찰라나 무드라(sakti calana mudra)**: 쿰바카를 병행하면서 쿤달리니-샥티가 잠들어 있다고 여기는 부분을 자극하여 각성시키는 행법이다. 샥티 찰라나 무드라는 발로 회음과 하복부를 압박하라고 하기도 하고, 항문을 지속적으로 조였다 풀었다 하는 아스위니 무드라를 하는 것이라고 하기도 하는 등 문헌마다 조금씩 다르게 나타난다.

앞서 설명한 쿤달리니-샥티의 각성에 작용하는 무드라들 이외에 거꾸로 서는 비파리타 카라니 무드라(viparita kharani mudra), 혀를 뒤집어 두개골 쪽의 공동을 막는 케차리 무드라(khecari mudra), 혀를 입천장 안에 붙이는 나보 무드라(nabho mudra) 등이 있다. 이들 무드라는 입천장으로부터 흘러나온다고 알려진 감로(amrita bindu, 넥타를 의미한다)를 보존하는 데 효과적이기에 추천되는 것들이다. 하타 요기 생리학에서는 입천장에 위치한 달에서 떨어진 감로가 복부의 태양이라고 표현되는 소화의 불꽃에 의해 소비된다고 한다. 감로를 소화의 불로 태워 에너지를 얻지만, 감로가 소모되기 때문에 인체는 늙고 병들고 죽게된다는 것이다. 하타 요가에서는 이 감로를 보존하여 복부의 태양으로부터 사수하고, 몸을 생명력으로 충만하게 한다고 생각했다.

비파리타 카라니 무드라의 경우 몸을 거꾸로 뒤집기 때문에 입이 아래가 되고 복부가 위로 올라가 감로가 소화의 불에 떨어지지 않게 하여 감로를 보존하는 기법이다. 여기서는 비파리타 카라니 무드라를 비스듬한 어깨 서기의 형태로 소개했지만, 시르사 아사나(머리 서기)라고 하는 설도 있다. 18세기 이후 근현대의 하타 요가 문헌에서 시르사 아사나(머리 서기)를 하루 3시간씩 수련하면 불로불사한다는 다소 터무니없어 보이는 설명이 나오는 것은 이런 관점에 기인하는 것 같다. 정확한 비파리타 카라니 무드라의 형태는 고전 하타 요가의 문헌들에서 분명하게 설명되지 않기 때문에 확실하지는 않다. 다만 현대 요가 중에서 하타 요가의 전통적인 수련을 위주로 하는 단체에서는 비파리타 카라니 무드라를 비스듬한 어깨서기로 본다.

혀로 공동을 막는 케차리 무드라는 혀가 매우 길어야 가능한 무드라이기 때문에 하타 요가 문헌에서는 설소대를 조금씩 끊어 혀를 길게 만드는 방법도 소개되고 있다. 나보 무드라의 경우 하타 요가가 아니더라도 여러 명상 단체에서 명상을 할 때 많이 사용하는 무드라이다. 보통 혀끝을 윗니 또는 입천장에 가볍게 대라고 소개된다. 초보자도 할 수 있으면서 부작용 걱정이 없는 무드라이다.

이 외에 샨무키 무드라(sanmukhi mudra)와 샴바비 무드라(sambhabi mudra)가 있으며, 이 무드라들은 명상적인 무드라로서 사마디와 관련된다. 쿰바카와 무드라와 같이 신체적인 수련을 설명하는 데 많은 지면을 할애하고 있을 뿐, 하타 요가가 명상 및 사마디와 무관한 것은 결코 아니다. 하타 요가는 프라나의 조절을 통해 마음의 움직임을 제어할 수 있다고 여긴다는 점에서 《요가수트라》와 약간 다른 관점을 보이지만, 《하타 프라디피카》에서 마음(작용)의 소멸에 대해 보는 관점은 《요가수트라》와 대동소이하며, 삼스카라 등 《요가수트라》에서 중요하게 다루는 것들 또한 언급한다.

한편 하타 요가와는 다소 거리가 멀어 보이는 좌도 탄트라적인 아마롤리, 바즈롤리, 사하졸리 무드라 등이 있다. 이 좌도 탄트라 방식의 무드라들은 모두 정액의 누출을 막기 위한 것이다.

하타 요가 수행자들은 아사나와 정화법을 통해 몸을 정화하고, 쿰바카와 무드라를 하여 쿤달리니-샥티를 깨우는 것에 집중한다. 하지만 신체적인 수련이 강조되어서 그렇지, 신체적 수련에만 머물지 않는다. 하타 요가의 문헌들에 따르면 하타 요가 수행자들은 명상을 통하여 초월적인 대상에 집중하는 수련을 해야 하며, 그 안에 자신의 자아가 녹아들어가는 라야 요가의 상태에 이르는 것을 최상의 요가로서 라자 요가[1]와 동일시한다. 각성한 쿤달리니-샥티가 수슘나를 타고 상승하여 브라흐마 란드라에 있는 쉬바와 결합하면 사하스라라 차크라가 마치 꽃이 만개하듯 피어나며, 사바니라는 고양된 의식 상태가 되어 몸과 마음이 거듭나게 된다고 한다. 이처럼 하타 요가는 몸을 해탈의 도구로 삼아 수련하는 요가이며, 몸은 영혼을 가두는 감옥이 아니라 그 자체에 신의 힘을 내포하고 있다. 하타 요가의 수련을 통해 인체 내에 깃들어 있는 쿤달리니-샥티의 각성과 상승을 이루면, 그것으로 사마디에 들며 정신과 신체 모두 질적인 변화를 겪기 때문에 정신과 신체의 연금술이라고 할 수 있는 것이다.

하지만 하타 요가의 수련은 강력하기 때문에 준비되지 않은 이가 임의로 수련하면 부작용이 클 수 있어 충분히 준비된 상태에서 조심스럽게 수련해야 하며, 이를 이끌 스승이 있어야 안전하게 행할 수 있다. 이것이 하타 요가가 비의적으로 전수되는 전통을 가졌으며, 그 수련법이 대중화되지 않은 이유이다.

---

1 라자 요가(raja yoga)는 왕의 요가라는 의미로 《요가수트라》에서 언급하는 '마음 작용이 소멸한' 궁극의 경지에 이른 것을 가리킨다.

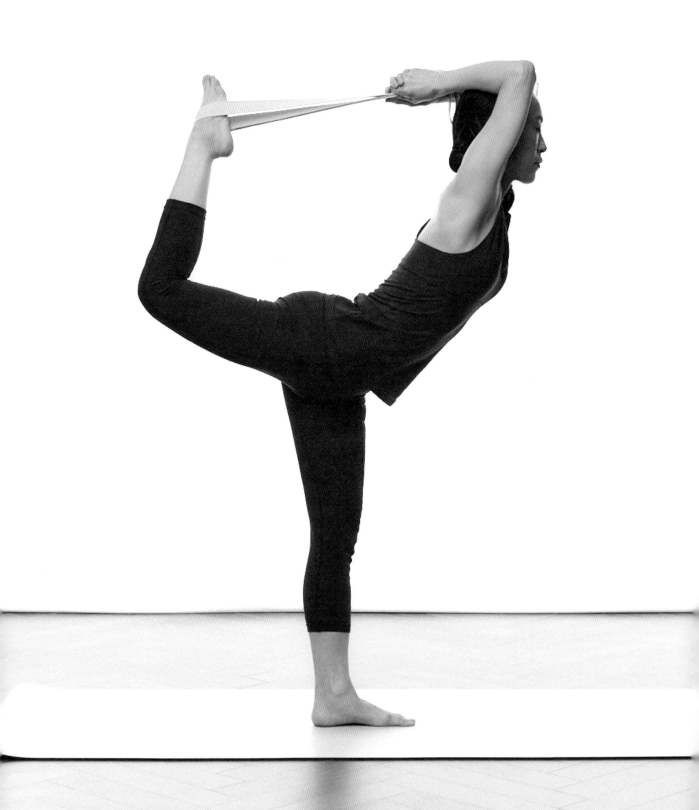

MODERN YOGA

현대 요가

1

인도에서 출발하여
현대화한 요가

현대화가 많이 이루어진 상태임에도 인도에 가면 곳곳에서 요가의 전통적이고 예스러운 문화를 접할 수 있다. 인도의 많은 곳에서 요가 아쉬람이나 학교를 만날 수 있으며, 유수한 대학교 정규 과정에서 요가 철학과 수행을 가르치기도 한다. 인도에서 쉽게 볼 수 있는 여러 힌두교 사원에서는 만트라를 일상적으로 읊거나 명상 수행을 할 수 있으며 신에 대한 푸자(힌두에서 신에게 올리는 예배)를 하는 것을 보기도 한다. 순례자들이 많이 찾는 갠지스 강가에서는 주황색 출가자 복식을 하고 강가에 앉아서 명상하는 수행자, 유랑하는 사두들을 쉽게 볼 수 있다. 인도는 본디 요가가 탄생하고 발전해온 나라로 곳곳에 그 문화가 짙게 배어 있지만, 서구에서 만들어진 요가가 역수입되는 현상도 발생한다. 이는 인도 역시 개방이 많이 이루어지고 요가가 세계적으로 유명세를 타면서 인도에도 자본주의와 연합하는 요가가 도입되어 생기는 현상이다.

비록 운동과 미용을 목적으로 하는 요가가 역수입되기도 하지만 인도는 여전히 요가의 발생국이라는 위상을 지닌다. 수많은 외국인이 찾는 요가 성지인 북부의 리시케쉬, 힌두교의 성지인 바라나시, 통합 요가를 세운 근대 인도의 유명한 스승 스리 오로빈도가 세운 남부의 오로빌 마을, 인도 남부의 성자 라마나 마하리쉬와 아루나찰라 사원 등 매우 많은 곳에서 요가의 저명한 영적 스승이나 지도자를 만나거나 가르침을 들을 수 있다. 이들 단체는 대부분 요가의 전통을 중요시하여 자신들의 계보를 자랑한다. 서양에서 철학자들이 각각의 특징적인 철학을 주장하며 개인 자신이 지지를 받는 것과는 달리, 인도의 요가는 스승의, 스승의, 스승에게서 '전수를 받았다'라는 주장이 많은 편이다. 그들이 말하는 그들 단체의 시조는 전설적인 인물인 경우가 많고, 때때로 몇 천 년을 건너뛴 스승을 언급하거나 혹은 신을 직접 언급하는 예도 있으므로 현대인들의 관점에서 볼 때 그들의 주장이 허황되거나 날조된 것이라고 생각될 수 있다.

하지만 여기서 우리는 인도인들이 그들 선조의 경험으로부터 얻은 지혜와 예부터 전해져온 전통을 매우 중요하게 여기는 문화를 이해할 필요가 있다. 인도인에게 있어 요가는 영적인 지혜가 축적된 산물이며, 영적인 지혜는 신의 경지에 다다른 매우 지혜로운 스승이나 신 자체로부터 전수되어온 것이라고 여기기 때문이다.

근대에서 현대에 이르는 동안 인도에서 발생하였으며 현대 요가로 유명해진 요가의 종류를 몇 가지 소개한다.

● 인도 남부의 크리슈나마차리야 요가

티루말라이 크리슈나마차리야(Tirumalai Krishnamacharya, 1888~1988)는 아유르베다 의사 출신으로 인도 남부 카르나타카 주 출신이며, 마이소르 왕궁에서 요가를 가르쳤던 인물이다. 요가의 아사나를 크게 발전시켜 '현대 요가의 아버지'라고 불리기도 하는 그는 움직임과 호흡을 결합한다는 뜻의 Vinyasa 체계를 세웠으며, 그의 요가를 'Vinyasa Krama Yoga'라고 부른다. 그에게서 요가를 전수받은 제자들은 각각의 요가를 창시하는데, K. 파타비 조이스의 아쉬탕가 빈야사 요가, B.K.S. 아이엥가의 아이엥가 요가, 데시카차르의 비니 요기(vini yoga)이다. 이 요가들은 모두 현대 요가로서 많은 서구의 수련자들을 배출하였으며, 이들이 저술하였거나 혹은 이들의 가르침을 바탕으로 한 요가 저서들이 국내에도 번역 출간되어 있다. 크리슈나마차리야 계열 요가들의 특징은 모두 신체의 수련에 가장 중점을 두었다는 점이다. 실제로 그가 학생들을 요가를 지도한 수련실은 로프와 여러 가지 도구들로 차 있으며 그의 가르침은 주로 아사나와 건강과 관련한 부분으로 집중되어 있다. 요가에 대해 연구하는 학자들 중 구드룬 뷔네만은 호에만을 인용하여 크리슈나마차리야의 요가가 마이소르 왕궁의 체조와 레슬링에 영향을 받았다고 주장했으며,[1] 마크 싱글턴은 크리슈나마차리야가 요가에 체육적 요소를 통합시켰다고 한다.[2]

① **아쉬탕가 빈야사 요가**: 크리슈나마차리야의 제자인 K. 파타비 조이스(K. Pattabhi Jois, 1915~2009)가 독창적인 시스템을 구축한 요가이다. 파타비 조이스는 그의 요가에 '빈야사'라고 하는 특정하고 반복적인 아사나를 하는 규칙을 접목했다. 이 '빈야사'라고 하는 부분은 요가 아사나 중 '수리야 나마스카라(태양 경배 체조)'라고 알려진 일련의 연속적인 체조에서 따온 것이다. 또한 파타비 조이스는 아사나 수련과 동시에 웃자이 호흡과 반다(특히 웃디야나 반다), 드리스티라고 하는 응시점을 강조한다.

전세계적으로 시퀀스가 동일하며 프라이머리, 인터미디어트, 어드밴스드 A, B, C, D시리즈로 도합 6개의 시리즈가 있다. 프라이머리 시리즈에서 인터미디어트 시리즈, 인터미디어트 시리즈에서 어드밴스드 시리즈로 나아가기 위해서는 아쉬탕가 빈야사 요가의 본부인 마이소르 요가 아쉬람에서 스승의 재가를 받아야 한다. 현대 요가 중 가장 어렵고 강도 높은 아사나 시퀀스를 수련해야 한다.

② **아이엥가 요가**: B.K.S. 아이엥가(B.K.S. Iyengar, 1918~2014)는 크리슈나마차리야의 처남이다. 아이엥가 요가는 국내에서는 아헹가 요가로 더 잘 알려져 있다. 아이엥가 요가 역시 아사나 위주의 요가로, 아사나 수련 시 신체의 정확한 정렬을 중시하고 이를 위해 다양한 도구를 사용한다. 아이엥가는 담요, 쿠션, 의자, 블록, 스트랩 및 모래 주머니와 같은 다양한 도구를 사용하는 방식의 아사나 수련 체계를 정립했는데 이는 하나의 아사나를 하더라도 완전한 효과를 얻게 하기 위해서라고 한다. 현대 요가에서 사용하는 여러 도구들은 모두 아이엥가 요가에서 시작되었다고 보아도 과언이 아니다. 아이엥가 요가는 서서 하는 자세들을 먼저 하도록 가르치며, 모든 아사나들은 다른 요가에 비해 유지 시간이 긴편이다. 아쉬탕가 빈야사 요가와 아이엥가 요가의 아사나들은 이름이나 형태가 거의 같지만 흐름 면에서는 많이 다르다. 아쉬탕가 빈야사 요가는 지속적으로 흐름이 끊어지지 않는 것에 시퀀스의 초점이 맞춰진 데 반해, 아이엥가 요가는 하나씩 자세를 하는 방식인 현대의 하타 요가 스타일[3]로 알려진 방식으로 수련을 하기 때문이다.

③ **비니 요가**: 크리슈나마차리야의 아들인 티루말라이 크리슈나마차리야 벤카타 데시카차르(T.K.V.

---

1 《요가의 84가지 체위법 전통》, 구드룬 뷔네만, 박영길 옮김, 도서출판 여래, 2011, 58페이지 참고

2 《Yoga Body: The Origins of Modern Posture Practice》, Singleton Mark, Oxford University Press, 2010, 111페이지

3 현대의 아사나 중심 요가 중 한 장르인 '하타 요가'의 아사나 수련 방식에 대해서는 이 책의 시리즈인 《중급자를 위한 하타·빈야사 요가》의 44~45페이지를 참고한다.

Desikachar, 1938~2016)가 개인의 치료에 맞춤하여 개발한 요가이다. 한국에는 그다지 알려지지 않았으나 서구 사회에는 많이 알려진 요가이다. 부드럽고 느리며, 개인의 몸 상태에 맞춰 섬세하게 지도하는 것으로 알려져 있다.

● 의사 출신인 시바난다의 요가

시바난다 사라스와티(Sivanand Sarasvati, 1987~1963)는 본디 인도의 의사였으며 종교와 의학, 요가 분야의 저술을 남긴 인물이다. 스와미 교단의 출가자로서 스와미 시바난다로 불리며, 1935년 Divine Life Society를 창립하여 아쉬람과 요가 아카데미를 운영했다. 본부는 인도 북부 리시케쉬에 있으며, 그의 수제자인 스와미 비슈누 데바난다(Swami Visunu Devananda, 1927~1993)가 1957년 미국 샌프란시스코로 건너가 미국과 캐나다 등 서구권에 요가를 전파하며 시바난다 요가를 널리 알렸다. 시바난다 요가는 '올바른 이완', '올바른 아사나', '올바른 호흡', '올바른 식사', '긍정적 사고와 명상' 다섯 가지 원칙을 두며, 열두 가지를 기본으로 한 아사나 수련은 강도가 높지 않은 편이다.

● 파라마한사 요가난다의 크리야 요가

현대 크리야 요가를 널리 알린 파라마한사 요가난다(Paramahansa Yogagnanda, 1893~1952)는 육테슈와르(yukteshwar, 1855~1936)의 제자로 22살 스와미 교단의 수도승이 되었고, 미국으로 건너가 27세인 1920년에 보스턴에서 참자아 깨달음 협회(SRF, Self-Realization Fellowship)를 창립한 인물이다. 요가난다는 그의 자서전에서 스승인 유크테슈와르는 전설적이며 불멸의 육신을 얻은 것으로 알려진 바바지(Babaji, Baba+존칭 접미사 지(ji))의 제자인 라히리 마하사야로부터 크리야 요가를 전수받았다고 한다. 요가난다에 의해 서구에 알려진 크리야 요가는 《요가수트라》의 예비 단계로 소개되는 행위 요가인 크리야 요가와는 다르다. 요가난다에 의해 알려진 크리야 요가는 하타 요가 혹은 탄트라 요가의 형태를 따르며, "박티 요가를 기반으로 정신 집중과 호흡 조절을 통해 쿤달리니를 각성시키는 것이 목표"라고 한다.[1]

● 남인도 오로빈도의 통합 요가(integral yoga)

오로빈도(Aurobindo Ghoshi, 1872~1950)는 세계적으로 유명한 인도의 요가 스승이며 사상가이다. 그의 요가는 명상과 봉사, 화합과 평화에 집중된다. 벵골에서 의사의 아들로 태어난 그는 영국에서 대학을 졸업하는 등 고등 교육을 받으며 사회 초년 시기에는 엘리트의 길을 걸었다. 이후 인도의 철인이자 정치인인 라마 크리슈나에게 감명을 받은 후 민족 운동을 하고 정치 활동을 하다가 남인도 폰디체리에 자리 잡고 요가를 가르쳤다. 통합 심리학의 창시자로 평가받는 그는 '초월심(supermind)'이라는 이론으로 유명하다. 오로빈도에 의하면 초월심은 절대자와 현상의 물질계를 매개하며, 이 초월심을 축으로 신에서 현상세계로 물질화하는 하강과 물질계에서 신으로 진화하는 상승이 반복된다고 한다. 즉 인류를 비롯한 모든 현상계는 영적 진화를 하며, 이 진화는 종합적이고 통합적으로 이루어진다고 한다. 오로빈도는 하타 요가, 탄트라 요가, 바가바드기타 및 파탄잘리의 요가를 종합하였으며, 이를 통합 요가라고 부른다.

오로빈도와 그의 정신적 협력자인 미라 알파사(Mira Alfassa, 1878~1973)는 1968년 인류 통합을 위한 배움의 장소인 오로빌 공동체를 창립했다. 프랑스인인 미라 알파사를 오로빌 공동체에서는 '마더'라고 부른다. 인류의 일체성과 진화를 실험하는 장소인 오로빌 공동체에서는 영적인 발전을 위해서 지구촌 각지에

---

1   《요가 사전》, 게오르그 호이에른슈타인, 김재민 옮김, 도서출판 여래, 2022, 245페이지 참고

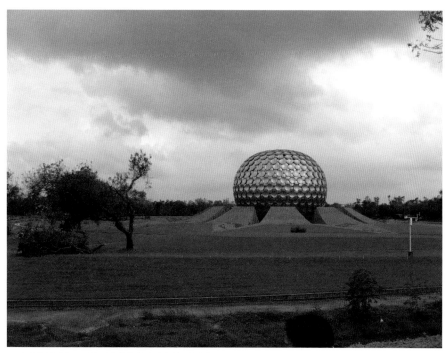

▲ 마더가 설립한 오로빌 공동체의 상징 마이티르만디람(Maitir Mandiram, 모성의 전당). 이곳에서 오로빌 구성원들이 모여 회의도 하고, 명상을 하기도 한다.

서 온 이들이 서로 돕고 필요한 것을 나누며 자급자족한다. 오로빌에서는 치유, 명상 프로그램들을 운영하는 한편, 그러한 프로그램 전문가들과 외부의 단체를 연결해주기도 한다.

이곳에서 경험할 수 있는 명상, 휴식, 치유 프로그램은 오로빌에 와 있는 개인 전문가의 구성에 따라 그때그때 달라질 수 있다. 음악, 춤, 기도, 명상 등 다양한 프로그램들이 있다.

● 사티야난다 요가(satiyananda Yoga)

스와미 시바난다의 제자인 스와미 사티야난다(Swami Satiyananda, 1923~2009)는 국제요가연합(International Yoga Fellowship)과 인도에 비하르요가학교를 설립했다. 사티야난다 요가에서는 아사나와 프라나야마, 무드라, 반다, 정화법 그리고 요가 니드라 등을 가르친다.

● 히말라얀 요가(himalayan yoga)

인도의 요기 스승인 스와미 라마(Swami Rama, 1925~1996)의 제자 스와미 베다 바라띠(Swami Veda Bharati, 1933~2015)가 아사나 및 명상을 중심으로 가르친 요가이다. 그들의 가르침을 따르는 단체 아힘신-국제히말라야요가명상 협회(AHYMSIN: Association of Himalayan Yoga Meditation Societies International)에서는 부드러운 아사나와 인도 북부의 히말라야의 전통적인 호흡 주시 명상법, 만트라 수련을 하며, 파탄잘리의 《요가수트라》 연구를 주축으로 한 '심리 요가'에 주력한다.

2
서양의 요가

현대에는 새로운 형태의 많은 요가들이 서구권의 요가 교사들에 의해 생겨났다. 요기의 다양화와 세계적 보급으로 요가는 양적 팽창이 급격하게 이루어졌지만, 대체로 신체적 건강 측면에 집중되어 있다. 이러한 요가들은 거의 대부분 아사나 수련 위주이며, 어떤 시퀀스를 가졌고 어떤 방식으로 움직이느냐가 달라지는 정도이기 때문에 큰 틀에서는 대동소이하다. 영적이거나 정신적인 측면을 다루는 요가의 종류가 다양해졌다고 보기는 어렵다. 이제부터 소개하는 요가들은 모두 아사나 중심의 요가라는 점을 기억할 필요가 있다.

● 빈야사 요가(vinyasa yoga)

빈야사 요가는 아쉬탕가 빈야사 요가를 수련한 서구권 요가 교사들에 의해 생겨난 요가이다. 각 요가의 아사나 사이에 휴식을 취하는 현대 하타 요가의 방식과 달리, 휴식 없이 아사나를 연결하는 방식으로 이루어진다. 빈야사 요가의 기본 골격은 수리야 나마스카라이며, 각 자세를 연결하는 일련의 연속 동작을 가리키는 단어 빈야사는 팔 굽혀 내려가기(차투랑가 단다 아사나), 위를 향한 개 자세(우르드바 무카 스바나 아사나), 아래를 향한 개 자세(아도 무카 스바나 아사나) 이렇게 세 가지를 묶은 것이다. 빈야사 요가는 시퀀스가 자유로우며 요가 교사의 개성에 따라 매우 달라질 수 있다. 일반 하타 요가에 비해 액티브하며 신체 유연성 및 근력 향상 효과가 좋기 때문에 인기가 많은 편으로, 현대에서 피트니스를 위해 하는 요가는 빈야사 요가 스타일이 많다.

빈야사 요가의 창시자는 따로 알려지지 않았으며 종류가 매우 다양하다. 빈야사 요가 중에서도 지반묵티 요가(jivanmukti yoga), 강도 높은 바론 밥티스트의 파워 빈야사 요가(power vinyasa yoga), 애나 포레스트의 포레스트 요가(forrest yoga) 등이 유명하다. 빈야사 요가는 세계 각국의 요가 교사들이 개인적 성향에 맞춰 시퀀스를 만드는 것이 가능하기 때문에 현재에도 계속 새로 생겨나고 있다. 이름에 빈야사나 플로우(flow)라는 단어가 붙어 있는 요가가 있다면 빈야사 요가 종류라고 생각해도 거의 틀리지 않을 것이다.

● 비크람 요가(bikram yoga)

비크람 요가는 인도인인 비크람 초우두리(Bikram Choudhury, 1944~)가 미국 캘리포니아와 하와이에 요가 스튜디오를 설립하고 가르친 요가로, 26개의 아사나로 이루어져 있으며 약 90분간 수련하는 프로그램이다. 인도 환경 그대로 40도에 육박하는 온도를 유지하며 주기적으로 스팀을 내뿜는 수련실에서 아사나를 하는 것으로, 국내에는 일명 '핫 요가(hot yoga)'로 더 많이 알려졌다. "인도 현지와 같은 환경에서 요가를 해야 한다"라는 카피 문구로 유명하지만, 정작 과거 인도의 하타 요가 수행자들 사이에는 덥거나 추운 시간대를 피해서 요가를 수련해야 한다는 규칙이 있었기 때문에 이는 맞지 않는 설명이다. 비크람 요가는 고온다습한 환경에서 수련하기 때문에 관절과 근육이 부드럽게 풀리는 효과가 있으며 땀을 많이 흘리기에 다이어트에 효과가 있다고 알려져 있다. 하지만 근육과 인대가 지나치게 이완되어 생길 수 있는 부상과 탈수, 그리고 눈병 등 습한 환경에서 생기기 쉬운 질환을 주의해야 한다는 단점이 있다.

● 인 요가(yin yoga)

인 요가는 미국인 폴 그릴리(Paul Grilly, 1959~)가 폴리 징크의 동양 무술과 도교 사상을 접목한 요가에 영향을 받아 창안한 요가이다. 인 요가는 음(陰)의 요가라는 의미인데, 이는 양(陽) 요가로 역동적인 움직임을 갖는 아쉬탕가 빈야사 요가나 빈야사 요가 등과 반대적 개념을 갖는다고 하여 붙여진 이름이다. 대학에서 해부학과 신체 운동학 등을 공부했던 그는 인 요가에 기능 해부학을 접목하여 아사나 수련 시 충분하게 유지 시간을 갖되 근육을 긴장시키지 않도록 하는 데 주안점을 둔다.

이 외에 명상적 요소를 도입한 크리팔루 요가(kripalu yoga), 해먹 위에서 하는 한국에는 플라잉 요가(flying yoga)로 알려진 에어리얼 요가(aerial yoga) 등이 있다.

3
한국의 요가

한국에는 약 1950~1960년대 무렵에 요가가 최초로 도입되었다. 한국 최초의 요가협회인 한국요가협회가 1970년에 설립되었고, 이후 한국요가협회에서 대한요가협회가 분리되어 출범했다. 그 뒤로도 여러 요가협회들이 더 등장하였으며, 이들 협회에서 가르친 요가 형태는 체형 교정을 돕는 체조적인 아사나와 횡격막 호흡(복식 호흡)이 주를 이루었다. 수정 요가라고 부르는 이들 요가는 틀어진 골반과 척추 교정 등에 초점이 맞춰져 있었으며 아사나의 예비적인 체조로 반동을 많이 사용하였다.

한편 한국의 요가계에 많은 영향을 미친 정태혁 박사(1922~2015) 역시 한국요가협회 출신이며, 그의 후임 이태영 박사(1954~)가 가르친 요가 체계는 한국요가연수원으로 수렴된다. 한국요가연수원의 요가는 아사나 수련 후 바스트리카와 쿰바카 수련을 집중적으로 한다는 특징이 있다. 아사나와 호흡 수련을 5:5 정도로 한다는 점에서 일반 요가보다 호흡 수련의 비중이 높은 편이며 도립 무드라로서 머리 서기와 비파리타 카라니를 강조한다는 측면에서 인도 전통 하타 요가의 특징을 띤다. 국내 요가 학자의 연구에 따르면, 한국에 들어온 초기의 요가는 일본의 오키 마사히로(沖正弘, 1919~1985)의 영향을 받았으며, 오키 마사히로의 요가는 인도 북부의 요가에 영향을 받았다고 한다.[1]

이후 기계체조 선수였던 원정혜 박사가 요가로 전향한 히스토리, 한국의 연예인들이 요가를 통한 다이어트의 성공담이 이어지면서 한국에서 일약 요가 붐이 일어났다. 앞서 설명한 요가들도 유명해진 것은 물론, 당시 웰빙 붐 속에서 각광받던 움직이는 선(禪)이라는 별명을 가진 태극권이나 동양 무술, 그리고 국내에 막 도입되었던 필라테스를 요가와 접목시키려는 시도들도 있었으나 금세 사라졌다. 약 2000년대 중반 무렵부터는 인도와 서구 등지에서 직접 요가를 수련한 이들이 아쉬탕가 빈야사 요가와 빈야사 요가, 아이엥가 요가, 사티야난다 요가 등을 국내에 들여왔고, 미국에서 선풍적인 인기를 끌었던 초우두리의 비크람 요가가 '핫 요가'라는 이름으로 들어오기 시작했다.

그러는 동안 국내 대학들에 요가 관련 학과가 들어섰는데, 아사나를 통한 신체 건강 증진 쪽에 집중한 사회 체육 분야, 아사나 및 호흡과 명상을 통한 심신 치유 효과에 집중하는 통합 치유 분야, 명상과 영적 철학 이론과 수행에 집중한 인도 철학 분야 등으로 나뉜다. 이러한 요가를 가르치는 대학교와 대학원의 교수진과 학생을 주축으로 요가를 학술적으로 연구하는 한국요가학회가 2006년 출범하여 현재까지 이어지고 있다. 한국에서도 명실공히 요가가 인간의 신체, 마음, 정신 혹은 영성 측면 모두를 아우르는 광범위한 분야의 학문으로 자리매김한 셈이다. 한편 현장에서는 서구의 빈야사 요가 교사들처럼 국내의 요가

---

1 《인도 철학 제 43집》의 〈오키 마사히로의 요가 행법이 한국 요가계에 미친 영향에 관한 연구〉, 심준보, 인도철학회, 2015, 179~216페이지

교사들이 각자 고안한 시퀀스에 이름을 붙여 내기 시작했으며, 그들이 주관하는 페스티벌 등이 열리면서 소위 '요가의 전성기'를 맞이했다.

현재 한국에는 인도와 서구 사회에서 발생한 유명한 요가들이 대부분 도입되어 있다. 한국의 현대 요가는 주로 인도 남부나 서구 사회에서 발생한 아사나 중심 요가 쪽으로 편차가 쏠려 있기는 하지만, 인도 북부의 명상 중심 요가나 쿤달리니 요가와 같은 소수의 요가를 가르치는 곳들도 생겨나고 있다. 이제 국내에서 요가는 양적 팽창에서 벗어나 질적인 변화를 모색하고 있으며, 인도의 영적 수행 전통과 건강과 치유에 효과적인 방식을 통합하려는 움직임과 함께 계속 발전하고 있다.

4
현대 요가의 계보

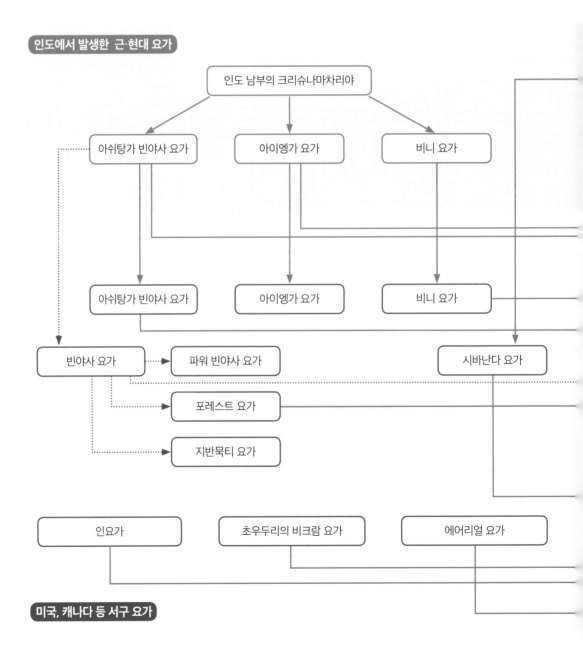

인도에서 발생한 근·현대 요가

인도 남부의 크리슈나마차리야

아쉬탕가 빈야사 요가   아이엥가 요가   비니 요가

아쉬탕가 빈야사 요가   아이엥가 요가   비니 요가

빈야사 요가   파워 빈야사 요가   시바난다 요가

포레스트 요가

지반묵티 요가

인요가   초우두리의 비크람 요가   에어리얼 요가

미국, 캐나다 등 서구 요가

──▶ : 직접 전수

┄┄▶ : 영향을 받아 다른 이름으로 발전했거나 간접적인 영향을 받은 것으로 추정되는 루트

※ 화살표가 없는 것은 어디의 영향을 받았는지 정확히 모르거나 그 지역에서 발생한 요가

※ 여러 요가가 국내에 들어온 대략적인 루트라는 것이지 요가 도입의 모든 루트를 다 그린 것은 아니다.

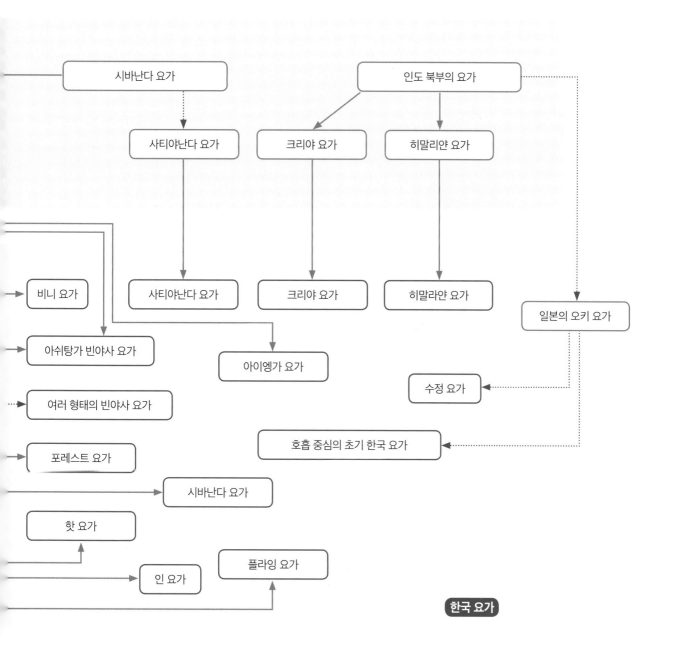

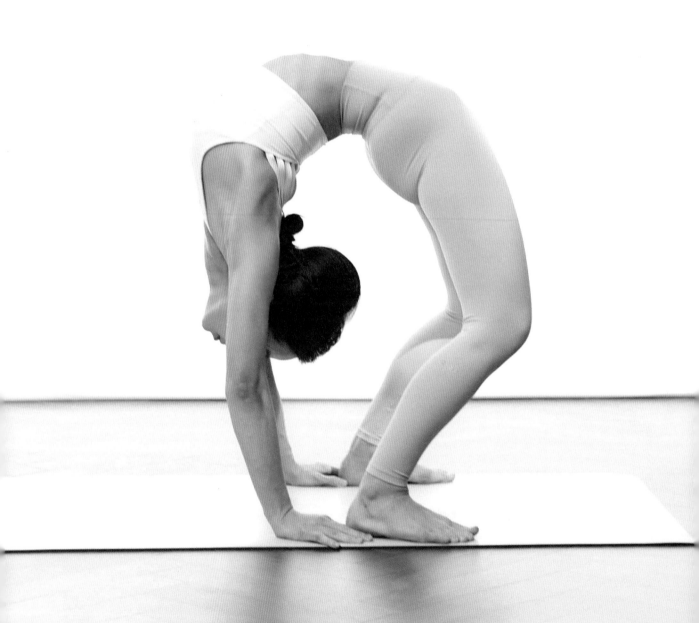

YOGA TESTS

모의고사

모의고사

BASIC

1~5회

BASIC

01 다음 중 요가의 특징으로 맞지 않는 것은 무엇인가?

① 요가 수련을 꾸준히 하면 잘못된 습관으로 인해 비뚤어진 몸을 바로잡을 수 있게 된다.

② 요가는 유연성을 필요로 하는 자세가 많기 때문에 몸이 뻣뻣한 사람에게는 권하지 않는다.

③ 요가의 깊은 호흡은 긴장을 이완시키고 신체에 충분한 산소를 공급해 에너지를 제공한다.

④ 요가는 자세를 얼마나 잘 수행해냈는가보다는 요가를 하고 있는 그 순간 자기 자신을 얼마나 잘 바라보고 있는지가 중요하다.

02 아사나 수련을 할 때 적합하지 않은 호흡법은 무엇인가?

① 교호 호흡

② 웃자이 호흡

③ 복식 호흡

④ 흉곽 호흡

03 오른손을 사용해 교호 호흡을 하는 방법을 설명하시오. | 5점 |

04 요가란 무엇인지 간단하게 설명하시오. | 5점 |

05 오른쪽 사진은 볼스터 요가에 나오는 고양이 자세이다. 어떤 사람에게 이 자세가 필요한가?

① 다리 뒤가 뻣뻣한 사람
② 저혈압이 있는 사람
③ 목 디스크가 있는 사람
④ 어깨와 등이 굽은 사람

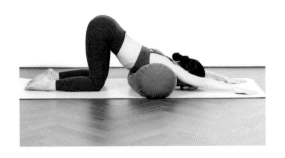

06 다음 설명에 맞는 요가 도구는 무엇인지 쓰시오.

> 요가를 할 때 보조 도구로 사용하는 긴 쿠션이다. 푹신하며 바깥 재질이 면으로 되어 있어 사용 시 따뜻하고 편안한 느낌이 든다. 푹신한 촉감에서 받는 심리적 위안도 있기 때문에 스트레스 해소에도 효과적이다. 상반신 전체를 지지하는 용도로 많이 사용하지만 골반이나 무릎 아래 등에 받치기도 하며 다양하게 응용이 가능하다.

07 '고양이 자세', '코브라 자세', '물고기 자세'를 할 때 공통적으로 스트레칭되는 부위는 어디인가?

① 허벅지
② 가슴
③ 어깨
④ 골반

08   오른쪽 사진은 블록을 이용한 반달 자세이다. 실행법으로 올바르지 않은 것은 무엇인가?

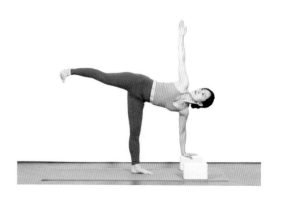

① 오른손을 천장으로 들어 올리고 상체와 골반을 오른쪽으로 회전해 몸 앞면 전체가 정면을 향하게 한다.

② 아래쪽 골반을 바닥을 향해 끌어 내리고 위쪽 골반을 뒤로 젖혀 좌우 골반이 위아래로 나란히 놓이게 한다.

③ 블록을 짚은 손에 체중을 대부분 싣고 상체를 기댄다. 위로 뻗은 손은 블록을 짚은 손과 최대한 멀어지게 지속적으로 위를 향해 부양하는 느낌을 갖는다.

④ 들어 올린 오른발은 골반에서부터 사선으로 쭉 뻗는 느낌으로 민다. 양손이 위아래로 서로 멀어진다고 생각한다.

09   아래에 나열된 사진은 블록 요가의 '누워서 기지개 켜기'를 실행하는 방법이다. 어떤 순서대로 진행되어야 하는지 사진 번호를 순서대로 나열하시오.

①   ②   ③   ④

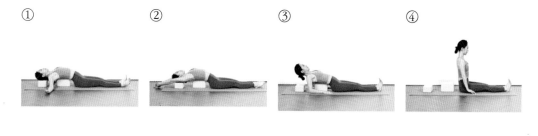

10   다음은 블록을 무릎 사이에 끼운 '다리 자세(칸다라 아사나)'를 실행하는 과정이다. 맞지 않는 설명을 고르시오.

① 양발을 골반 너비로 벌리고 무릎 사이에 블록을 끼운다. 양팔을 펴 몸 옆에 붙이고 손바닥으로 바닥을 짚는다.

② 어깨와 귀가 멀어지게 하고 숨을 마시며 손과 발로 바닥을 밀어 골반을 위로 들어 올린다.

③ 어깨를 뒤로 젖히고 목 뒷면으로 바닥을 민다. 아랫배를 조인 후 골반부터 무릎까지 길어지게 한다고 생각한다.

④ 양쪽 무릎 안쪽으로 블록을 꾹 누르며 골반을 위로 들어 올리고 엉덩이 근육을 수축한다.

11 다음은 벨트 요가에서 세 가지 자세를 연속으로 실행하게 되는 '묶은 연꽃 자세' 시리즈이다. 사진을 보고 어떤 순서로 진행되어야 하는지 번호로 나열하시오.

① 묶은 반연꽃 전굴 자세　　② 묶은 연꽃 자세-측면 늘이기　③ 묶은 연꽃 자세-비틀기

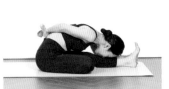 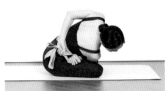 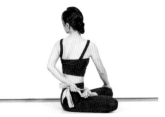

12 다음 빈칸을 채우시오.

의자 요가 시퀀스에 나오는 위를 향한 개 자세와 아래를 향한 개 자세, 이 두 가지는 자세와 자세 사이를 연결하는 '지나가는 연속 자세'이다. 숨을 마시며 위를 향한 개 자세를 만들고 숨을 내쉬며 아래를 향한 개 자세로 연결한다. 이 두 자세는 대부분의 빈야사 요가 시퀀스에서 주요 자세들의 흐름을 연결하며 이러한 연결 동작을 압축해서 (　　　　　　) (이)라고 부른다.

13 다음 빈칸에 공통적으로 들어갈 한 단어를 쓰시오.

(　　　　　　)은(는) 뼈로 된 쟁반이라는 의미로 인체 내부의 주요 장기들을 담고 있는 중요한 뼈대이다. 주요 장기를 받쳐주는 역할을 하며 상체와 하체를 연결한다. (　　　　　　) 결합의 축인 엉치뼈는 척추의 끝부분이며 (　　　　　　)와(과) 다리뼈가 만나는 관절이 고관절이다. 척추가 기둥이라면 (　　　　　　)은(는) 기둥을 받치고 있는 주춧돌로 흔히 표현된다.

14 다음 중 골반이 움직이는 방향이 다른 자세 한 가지를 고르시오.

① 박쥐 자세-전굴

② 반비틀기 자세

③ 무릎 구부린 코브라 자세

④ 개구리 자세

15 오른쪽 사진은 골반 교정 요가에 나오는 '소머리 자세'의 잘못된
실행법이다. 잘못된 부분을 동그라미로 표시하고 잘못된 이유와
올바른 실행법을 설명하시오. | 5점 |

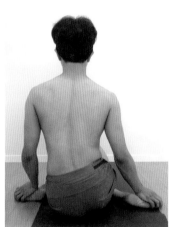

16 '소머리 자세-상체 회전하기'를 꾸준히 수행해야 하는 경우가 아닌 것은 무엇인가?

① 산후에 골반의 수축 운동이 필요한 경우

② 골반의 불균형으로 순환에 문제가 생겨 하체 비만이 온 경우

③ 골반 바깥쪽 근육이 긴장되어 다리를 모으고 앉지 못하는 경우

④ 골반 안쪽에 부상을 입어 통증이 있는 경우

17   **등과 허리를 강화하는 요가 시퀀스가 필요한 이유로 적절하지 않은 것은 무엇인가?**

① 인간은 직립 생활을 하고 그로 인해 중력의 영향을 많이 받아 척추 질환이 다양하기 때문이다.

② 척추의 건강이 곧 삶의 질과 직결되기 때문이다.

③ 다른 모든 운동에도 척추 강화 시퀀스는 포함되어 있기 때문이다.

④ 뼈는 스스로 움직이는 것이 아니라 근육에 의해 움직이는 것이다. 즉 근육을 강화해야 바른 자세를 유지할 수 있기 때문이다.

18   **'누워서 무릎 펴 당기기 자세'는 다리 뒤쪽 근육이 굳어 있을 경우 양손으로 발을 잡을 때 발이 잘 잡히지도 않고, 잡더라도 등과 어깨가 앞으로 굽기 쉽다. 이때 대체할 수 있는 방법으로 가장 좋은 것은 무엇인가?**

①   ②   ③   ④

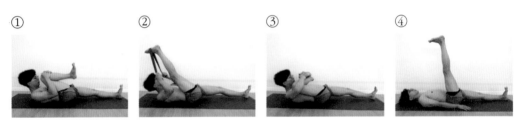

19   **오른쪽 사진은 골반 교정 요가에 나오는 '박쥐 자세'의 준비 과정이며 잘못된 부분이 두 곳 있다. 잘못된 부분을 동그라미로 표시하고 잘못된 이유와 올바른 실행법을 설명하시오.** | 5점 |

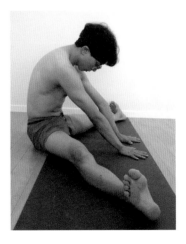

....

....

....

....

....

20 골반 교정 요가에서 '개구리 자세'와 '무릎 구부린 코브라 자세'를 수행한 후 휴식하는 자세로 가장 적합한 것은?

① 아래를 향한 개 자세

② 앉은 전굴 자세

③ 아기 자세

④ 소머리 자세

21 등과 허리 강화 요가의 '앉은 소·고양이 자세-등 늘이기'에서 최대한 몸의 뒷면을 효과적으로 스트레칭하기 위한 방법으로 맞지 않는 것은?

① 아랫배를 수축하며 꼬리뼈를 안으로 만다.

② 되도록 엉덩이의 많은 면적을 바닥에 닿게 하고 골반을 뒤로 기울인다.

③ 척추를 둥글게 말아 뒤로 밀 때 깍지 낀 손바닥은 앞으로 밀어 상반된 힘을 쓴다.

④ 척추를 둥글게 말아 뒤로 밀 때 양쪽 어깨 위에 힘을 강하게 준다.

22 다음 중 강화되는 부위가 다른 자세 한 가지를 고르시오.

① 한 발 든 메뚜기 자세

② 양발 든 코브라 자세

③ 다리 자세

④ 누워서 무릎 펴 당기기

23 다음 글이 설명하는 것이 무엇인지 쓰시오.

> 이것의 의미는 뿌리를 잠그는 것이다. 골반 아래에 위치한 회음을 수축하는 방법이며 이 위치는 전통 하타 요가의 인체 생리학에서 차크라라고 하는 에너지 센터 중 1번 차크라와 밀접한 관련이 있다. 이것은 아래로 빠져나가는 에너지를 봉인하여 영적인 각성을 이루기 위해 수련하는 것으로 알려져 있다. 섬세한 감각을 필요로 하며 여성의 경우 회음부를 수축하고 남성의 경우 고환과 항문 사이를 수축하는 방식으로 수련한다.

24 다음 설명을 읽고 어떤 자세를 말하는 것인지 한글과 산스크리트 이름 두 가지를 다 쓰시오.

> · 양손으로 바닥을 짚고 팔을 곧게 펴면서 엉덩이를 위로 치켜든다. 머리를 어깨 사이로 편하게 떨군 후 발 사이를 본다.
> · 양발은 골반 너비로 벌리고, 양쪽 다리를 곧게 펴 발뒤꿈치로 바닥을 누르면서 엉덩이는 위로 민다.
> · 날개뼈를 허리 방향으로 당겨 귀와 어깨가 멀어지게 하고 앞쪽 갈비뼈와 아랫배를 등 쪽으로 조인다.
> · 허벅지 앞을 수축하며 아랫배를 허벅지 방향으로 밀어 무게 중심을 뒤로 보내고 몸 뒷면 전체를 늘인다.
> · 마치 개가 기지개를 켜는 듯한 포즈이다.

25 빈야사 요가에서는 손으로 바닥을 짚은 자세들이 많다. 이때 손바닥이 토대가 되는데 오른쪽 사진의 손바닥에서 어느 부위에 무게를 실어야 하는지 총 세 군데를 동그라미로 표시하시오.

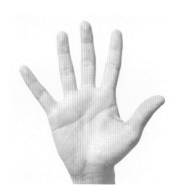

26 오른쪽 사진의 자세를 수행할 때 어느 부위가 가장 많이 늘어나고 자극되는지 쓰시오.

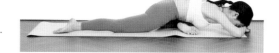

....

....

....

27 '위를 향한 활 자세'의 주의 사항으로 알맞지 않은 것은 무엇인가?

① 몸의 전체가 골고루 풀려 있어야 부상 없이 수행이 가능하므로 시퀀스의 후반부에 배치하는 것이 좋다.

② 보통 허리 통증은 척추 전체를 늘이지 않고 허리 아래만 좁게 꺾는 것에서 비롯되는 경우가 많다. 척추 전체를 늘이는 데 집중한다.

③ 가슴을 충분히 열지 못하면 손목의 꺾이는 각도가 좁아져 통증이 올 수 있으니 최대한 가슴을 먼저 확장한다.

④ 이 자세의 토대는 손과 발이지만 발보다는 손에 체중의 비중을 더 많이 두어야 밀리지 않고 몸을 들어 올릴 수 있다.

28 '어깨 서기(살람바 사르방가 아사나)'의 토대에 해당되지 않는 곳은 어디인가?

① 어깨 뒷면

② 목 뒷면

③ 팔 뒷면

④ 팔꿈치

29 '어깨 서기'와 '쟁기 자세'의 경우 담요를 사용해 수련하기도 한다. 어떤 경우에 담요를 사용하는지 두 가지 경우를 쓰시오. | 5점 |

....

....

....

....

30 '물고기 자세'를 꾸준히 수련했을 때 얻게 되는 신체적 효과와 관련이 없는 것은 무엇인가?

① 구부정했던 등과 어깨가 펴진다.

② 많은 양의 혈액이 목 주변 부위로 순환되어 목 주변이 개운해진다.

③ 거북목이나 일자목을 예방 또는 치유해줄 수 있다.

④ 약했던 허벅지 안쪽 근육과 복부가 강해진다.

BASIC

01 이 호흡은 들숨에 복부가 마치 풍선처럼 볼록하게 나오고 날숨에 들어간다. 횡격막 호흡이라고 부르며 누워서 또는 앉아서 스트레칭 자세를 할 때 이 호흡을 깊게 적용하면 몸이 이완되고 위로 치우친 기운 을 아래로 내려 머릿속의 복잡한 생각을 줄이는 효과가 있다. 국내에서는 이 호흡이 가장 기본적으로 알려져 있으나 인도에서는 이 호흡보다는 흉곽 호흡을 기본으로 여긴다. 이 호흡은 무엇인가?

02 요가와 필라테스는 둘 다 몸을 단련시켜 건강과 균형을 찾아주지만 목적에는 확실한 차이가 있다. 그 차이를 두 줄 이상 설명하시오.

| 5점 |

03 다음 자세들 중 골반이 움직이는 방향이 다른 것을 고르시오.

①   ②   ③   ④

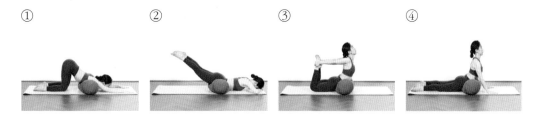

04 오른쪽 사진은 볼스터를 이용한 '고양이 자세'의 잘못된 실행법이다. 잘못된 부분을 동그라미로 표시하고 잘못된 이유와 올바른 실행법을 설명하시오. |5점|

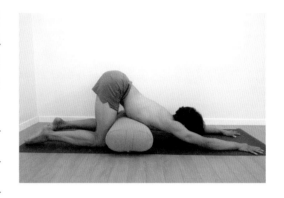

....

....

....

....

05 다음 설명에 맞는 요가 도구는 무엇인지 쓰시오.

> 요가 센터에서 활용도가 매우 높은 직사각형 도구로 가로, 세로, 높이가 조금씩 다른 점을 이용한다. 보통 2개를 한 쌍으로 사용하며 재질은 가볍고 탄탄하다. 초보자뿐 아니라 숙련자에게도 추가적인 운동 효과를 줄 수 있다. 요가를 수련할 때 균형을 잡는 용도나 손이 잘 닿지 않는 간격을 메우는 용도로 가장 많이 쓰고 양손 사이나 무릎 사이에 끼워 사용하기도 한다.

....

06 오른쪽 사진은 블록을 무릎 사이에 끼운 '다리 자세(칸다라 아사나)'이다. 블록을 끼우고 수련하게 되면 블록 없이 할 때보다 특정 부위의 근육을 수축하는 운동 효과가 올라간다. 그 부위는 어디인가?

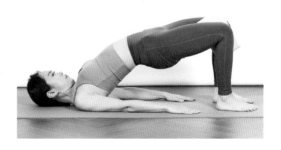

① 엉덩이
② 허벅지 바깥쪽
③ 아랫배
④ 허벅지 안쪽

07 오른쪽 사진은 '앉은 전굴 자세(파스치모타나 아 사나)'의 잘못된 실행법이다. 잘못된 부분을 동그 라미로 표시하고 잘못된 이유와 올바른 실행법 을 설명하시오. │5점│

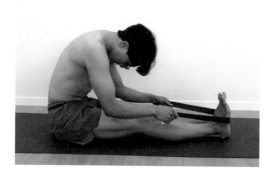

....

....

....

....

08 벨트 요가의 '반박쥐 자세-측면 늘이기'의 실행법으로 맞지 않는 것은 무엇인가?

① 상체를 편 다리 쪽으로 최대한 기울여 내려갈 때 구부린 반대쪽 무릎이 들릴 정도로 깊게 숙 인다.

② 고개를 돌려 위로 뻗은 팔을 바라볼 때 목이 아프다면 앞을 보도록 한다.

③ 편 다리의 무릎 안쪽이 끊어질 듯 아프다면 살짝 구부려 부상을 예방한다.

④ 양쪽 엉덩이가 반드시 바닥에 닿아 있어야 한다.

09 다음 설명에 맞는 요가 도구는 무엇인지 쓰시오.

> 이 도구는 높은 자세의 지지대로 활용하기에 좋고 초보자나 균형 감각이 부족한 수련자가 이용하면 서서 균형 잡는 자세도 수월하게 할 수 있다는 장점이 있다. 이것의 큰 장점 중 하나는 손목이 약하거나 체력이 부족한 수련자에게 다소 부담이 될 수 있는 빈야사 요가 를 수월하게 할 수 있다는 점이다. 보통 가정집에서 일상생활 중 쓰는 도구이므로 쉽게 접 근할 수 있고 요가용으로 따로 나온 것은 좀 더 섬세하게 제작되어 있다.

10 오른쪽 사진은 의자 요가에 나오는 '판자 자세'의 잘못된 실행법이다. 잘못된 부분을 동그라미로 표시하고 잘못된 이유와 올바른 실행법을 설명 하시오. |5점|

....

....

....

....

....

11 의자 요가의 '춤의 왕 자세'에 대한 설명으로 틀린 것은 무엇인가?

① 후굴 자세이다.

② 균형 자세이다.

③ 빈야사 시퀀스 중 한 자세이다.

④ 측면 늘이기 자세이다.

12 다음 중 골반의 불균형으로 인해 나타나는 신체 증상과 거리가 가장 먼 것은 무엇인가?

① 두 다리의 길이가 다르다.

② 척추측만증이 있다.

③ 감기에 잘 걸린다.

④ 한쪽 골반이 아프다.

13 다음 사진의 자세들을 통해 얻어지는 신체적 효과에 포함되지 않는 것은 무엇인가?

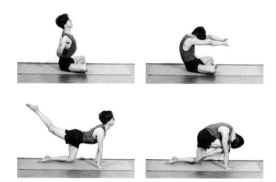

① 허리·등 근육 강화 ② 골반 근육 강화
③ 등 통증 감소 ④ 허리 통증 감소

14 다음 중 '다리 자세'를 할 때 등을 바닥에 대고 누운 이후 실행법을 가장 바르게 설명한 것을 고르시오.

① 양발은 엉덩이 쪽에 붙이고 골반 너비로 벌린 후 11자로 나란히 둔다. 양손은 골반 옆 바닥을 짚고 들숨에 골반을 위로 들어 올린다.

② 양발은 엉덩이 쪽에 붙이고 골반 너비보다 조금 넓게 벌린 후 발끝이 살짝 밖으로 돌아가게 한다.

③ 양손으로 골반 옆 바닥을 짚고 목뒤와 양손, 팔, 발바닥으로 바닥을 지그시 눌러 골반을 위로 들어 올린다.

④ 뒤통수와 목, 양손, 팔, 발바닥으로 바닥을 지그시 밀어 골반을 위로 들어 올리고 엉덩이와 아랫배를 조인다.

15 다음 시퀀스는 어디에 이로운 프로그램인가?

목 돌리기 → 목 측면/대각선 늘이기 → 목 앞뒤 늘이기 → 어깨 열기 → 앉은 독수리 자세 → 한 팔 고양이 자세 → 한 팔 고양이 자세 비틀기 → 무릎 내고 발 굽혀 펴기 → 비스듬한 어깨 서기 → 쟁기 자세 → 물고기 자세

① 목과 어깨 통증 완화
② 등과 허리 강화
③ 골반 교정
④ 숙면을 돕는 요가

16 다음 자세들 중 골반의 운동 방향이 다른 것 하나는 무엇인가?

①   ②   ③   ④

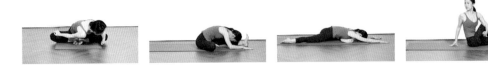

17 다음 글이 설명하는 것이 무엇인지 쓰시오.

전통 하타 요가에서는 프라나를 큰 새에 비유해 이것과 호흡 수련을 병행할 때 '큰 새가 나는 것'으로 표현한다. 이것은 신체 내부 에너지를 아래에서 위로 끌어 올리는 작용을 한다. 아쉬탕가 요가에서는 이것을 '아랫배를 조인다'라고 표현하기도 한다. 비교적 쉬운 자세에서는 아랫배를 허리 쪽으로 수축하는 정도로 조절하고 몸을 들거나 힘을 내야 하는 자세를 할 때는 이것을 좀 더 강하게 실행해서 복부 전체를 등 쪽으로 깊게 수축한 후 위쪽으로 끌어 올린다.

18 다음 중 명상에 대해 잘못 설명한 것을 고르시오.

① 졸음을 막기 위해 멀리 있는 사물을 보면서 명상을 한다.
② 명상의 집중 대상은 여러 가지가 있다.
③ 호흡수 세기 명상은 초보자가 쉽게 접근할 수 있는 명상법이다.
④ 촛불 명상은 눈을 정화하는 수련법이기도 하다.

19 **요가 수련 시 수련생이 취해야 할 마음가짐 또는 태도로 적절하지 않은 것은?**

① 나를 있는 그대로 수용한다. 타박하거나 혹독하게 다그치지 않는다.

② 현재 내 몸과 마음의 상태를 주시하며 대화를 주고받는 느낌으로 수련한다. 몸이나 마음의 신호를 무시하지 않는다.

③ 지금 내 상태와 옆 사람의 상태를 주의 깊게 살피며 내가 뭘 잘못하고 있는지 끊임없이 성찰한다.

④ 발전을 위해 노력하며 나태해지지는 않되, 잘하고자 하는 의지가 지나쳐 부상을 입지 않도록 계속 나를 관찰한다.

20 **다음 빈칸을 채우시오.**

오른쪽 사진의 자세는 하타 요가와 빈야사 요가에서 주로 수련을 시작할 때 실행하는 '편안히 앉은 자세'이며 산스크리트로는 (   )라고 부른다.

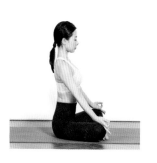

21 **오른쪽 사진의 자세에서 가장 체중을 많이 실으려 노력해야 하는 곳은 어디인가?**

① 머리

② 발

③ 손

④ 엉덩이

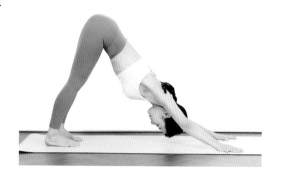

22 오른쪽 사진은 '코브라 자세(부장가 아사나)'의 잘못된 실행법이다. 어디가 잘못되었는지 동그라미로 표시하고 잘못된 이유와 올바른 실행법을 설명하시오. | 5점 |

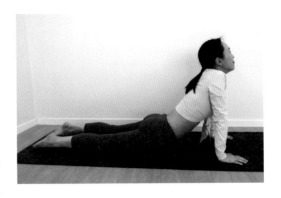

....

....

....

....

23 다음 중 관절염을 앓고 있는 수련자가 조심해야 할 자세는 무엇인가?

① 묶은 연꽃 자세

② 앉은 전굴 자세

③ 박쥐 자세

④ 한 다리 세운 자세-비틀기

24 다음 사진은 빈야사 요가 시퀀스에 나오는 태양 경배 체조 A의 자세들을 섞어 놓은 것이다. 처음부터 끝까지 올바른 순서대로 번호를 써서 나열하시오. (태양 경배 체조 A는 총 11가지 자세로 구성되어 있다. 중복되는 자세는 중복 번호로 표기가 가능하다.)

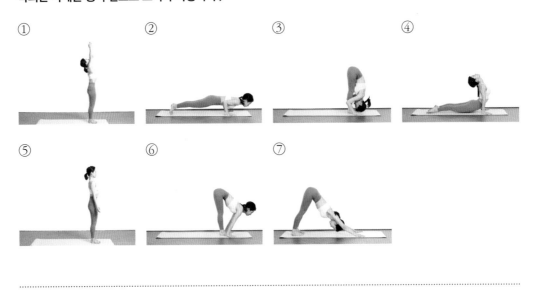

....

25 '나비 자세(밧다 코나 아사나)'는 무릎을 좌우로 굽혀 골반을 연 후 후 양발을 회음부 가까이 붙이고 앞으로 몸을 숙이는 전굴 자세이다. 이때 간혹 무릎이나 발목이 아픈 경우가 있는데 이럴 경우 어떻게 지도해야 할지 간단히 설명하시오.

26 '위를 향한 활 자세'를 꾸준히 수련했을 경우 얻게 되는 신체적, 심리적 효과로 맞지 않는 것은 무엇인가?

① 몸 전체 근육을 고르게 강화시키는 효과가 있어서 지방량이 줄고 근육량이 월등히 높아진다.

② 교감신경계를 꾸준히 자극시켜 위축되어 있거나 가라앉아 있던 마음 상태를 활기차게 바꾸어준다.

③ 구부정했던 자세가 펴지며 그로 인해 느꼈던 불편함이나 통증들이 감소된다.

④ 거꾸로 몸을 뒤집는다는 것은 두려운 미지의 세계이다. 두려움 극복이라는 심리적 효과를 얻을 수 있다.

27 '어깨 서기'와 '쟁기 자세'의 경우 자신에게 어떤 질환이 있는지 꼭 교사와 상의한 후 실행 여부를 결정해야 한다. 이 질환에 해당되지 않는 것은 무엇인가?

① 목 디스크

② 중증의 혈압

③ 중이염, 높은 안압

④ 무릎 관절염

28 '모관 운동'은 등을 바닥에 대고 누워 양쪽 팔과 다리를 천장 방향으로 들어 올린 후 빠르게 흔드는 운동이다. 팔다리를 흔들며 심장에서 나온 혈액을 손가락과 발가락 끝의 미세한 혈관까지 이동시켜주는 순환 운동인 셈이다. 이 '모관 운동'에서 '모관'은 무엇의 줄임말인지 쓰시오.

29

'어깨 서기'와 '쟁기 자세' 이 두 가지 자세를 수행할 때 공통으로 실행되는 반다는 무엇인가? 두 가지 모두 쓰시오.

....

....

30

빈야사 시퀀스에서 '한 발 비둘기 자세' 시리즈는 후굴 자세를 연속 실행하는 구간이다. 2개의 후굴 자세를 실행한 후 허리의 피로를 풀어주는 보완 자세로 효과적이지 않은 것은 무엇인가?

① 한 발 비둘기 자세-전굴
② 앉은 전굴 자세
③ 나비 자세
④ 송장 자세

BASIC

01 **다음 중 명상 수련을 위한 설명으로 적합하지 않은 것은 무엇인가?**

① 방해받지 않는 장소에서 조용히 실행하는 것이 좋다.

② 꽉 붙거나 불편함을 주는 옷은 피하고 쾌적하고 편한 복장을 준비한다.

③ 반드시 60분 이상 길게 수련해야 심신이 안정되는 효과가 있다.

④ 아사나 수련을 통해 신체 감각을 관찰하는 연습을 충분히 한 후 명상 수련을 시작해보는 것이 좋다.

02 **볼스터를 이용해 '활 자세'를 할 경우 이로운 점이 아닌 것은?**

① 볼스터를 배 위쪽에 놓고 후굴 자세를 하면 가슴과 배가 더 스트레칭된다.

② 볼스터를 골반 아래에 놓으면 골반과 앞쪽 허벅지를 더 스트레칭할 수 있다.

③ 치골이 바닥에 눌려 아플 경우 볼스터를 치골 가까이 받쳐주면 통증을 줄일 수 있다.

④ 배가 차가울 경우 볼스터를 배 아래에 두면 배가 따뜻해진다.

03 **오른쪽 사진은 블록을 이용한 '고양이 자세'의 잘못된 실행법이다. 잘못된 부분을 동그라미로 표시하고 잘못된 이유와 올바른 실행법을 설명하시오.** | 5점 |

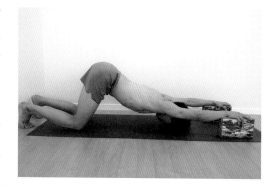

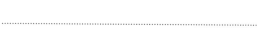

04 '산 자세(타다 아사나)'를 실행하는 방법을 아는 대로 설명하시오.

....
....
....
....
....
....

05 오른쪽 사진은 '아래를 향한 개 자세'의 두 가지 실행법이다. 첫 번째 사진은 바닥을 짚고 실행한 자세이고 두 번째 사진은 블록을 이용해 실행한 자세이다. 블록을 이용해 '아래를 향한 개 자세'를 할 경우 블록 없이 할 때와 몸의 자극이 어떻게 다른지 설명하시오.

....
....
....
....

06 블록 요가의 '물고기 자세'를 수행할 때 느껴지는 몸의 감각으로 적절하지 않은 것은 무엇인가?

① 목이 길게 펴지는 느낌

② 가슴이 앞과 옆으로 확장되는 느낌

③ 허벅지 뒤에서부터 발뒤꿈치까지 길게 늘어나는 느낌

④ 윗배에서 골반 앞부분까지 표면이 길게 늘어나는 느낌

07 **'소·고양이 자세(마르자리 아사나)'를 통해 얻을 수 있는 신체적 효과로 맞지 않는 것은 무엇인가?**

① 요통이 줄어든다.

② 등과 어깨의 피곤함이 줄어든다.

③ 어깨의 힘이 좋아진다.

④ 척추가 굳는 것을 막아준다.

08 **오른쪽 사진을 보고 묻는 말에 답하시오.** |5점|

(1) 이 자세의 한글 이름과 산스크리트 이름,
두 가지를 모두 쓰시오.

....

....

(2) 이 자세를 꾸준히 수행했을 때 얻을 수 있
는 신체적 효과는 무엇인가?

....

....

(3) 이 자세를 수행할 때 체중이 가장 많이 실려야 하는 곳은 어디인가?

....

09 **테라피 요가란 무엇인지 간단히 설명하시오.**

....

....

....

....

10 다음은 골반 교정 요가 시퀀스에서 세 가지 자세를 연속으로 실행하게 되는 '현 자세' 시리즈이다. 사진을 보고 어떤 순서로 진행되어야 하는지 번호로 나열하시오.

① ② ③

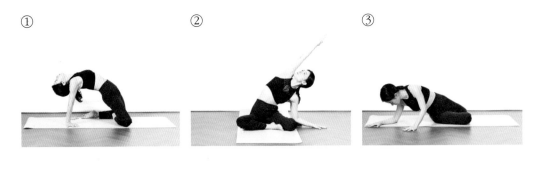

11 '앉은 소·고양이 자세-등 조이기'를 정확히 실행했을 때 느껴지는 감각들이 있다. 다음 중 틀린 감각은 무엇인가?

① 양쪽 어깨 사이가 최대한 조여지면서 귀와 어깨의 거리가 좁아지는 것이 느껴진다.

② 복부 근육이 수축하면서 몸이 뒤로 넘어가지 않도록 단단해진다.

③ 등과 허리 아래쪽의 넓은 부위 근육이 서서히 조여드는 느낌이 있다.

④ 양쪽 날개뼈 사이의 근육이 수축하며 등뼈와 날개뼈 사이가 조여드는 느낌이 있다.

12 다음 중 어깨와 목의 건강을 해치고 있는 행위가 아닌 것을 고르시오.

① 고개를 숙인 채 스마트폰을 장시간 사용한다.

② 하루 종일 책상에 앉아 컴퓨터로 업무를 한다.

③ 식사 후 30분간 산책을 한다.

④ 무거운 짐을 자주 옮기고 어깨와 팔을 이용한 노동을 장기간 이어서 한다.

13 아침을 여는 요가 시퀀스는 아침에 눈을 뜨자 마자 침대 위에서도 할 수 있는 프로그램이다. 이 시퀀스는 매우 쉬운 관절 풀기부터 시작해서 서서히 전신을 자극하는 순서로 만들어졌는데, 그 이유로 알맞지 않은 것은 무엇인가?

① 밤새 자고 일어난 직후에는 몸이 뻣뻣하여 활기차게 움직이기 어려우므로

② 심장에서 먼 곳부터 서서히 움직여 풀어주는 것이 심장에 부담을 적게 주기 때문에

③ 활동하기에 부담이 적은 부위부터 서서히 풀어서 자연스럽게 잠에서 깨어나기 위해

④ 하루 종일 쓸 에너지를 미리 비축해둬야 하기 때문에

14 다음 내용이 설명하는 것은 무엇인지 쓰시오.

> 이것은 '승리자의 호흡' 혹은 '승리 호흡'이라는 뜻이며 산스크리트 이름을 해석하면 가슴을 편 승리자의 모습을 떠올리게 한다. 아쉬탕가 빈야사 요가와 빈야사 요가에서는 이 호흡을 자세 수련을 할 때 실행한다.

15 다음 중 명상을 하기 위한 자세로 적합하지 않은 것은 무엇인가?

① 바닥에 편안히 앉은 자세(수카 아사나)

② 엉덩이 아래에 담요를 받치고 편안히 앉은 자세

③ 의자에 앉아 발 아래에 받침대를 사용한 자세

④ 의자에 등을 기대 앉은 자세

16 빈야사 요가에서는 본격적인 자세 수련에 들어가기 전 신체를 따뜻하게 데우고 전신 스트레칭을 하는 준비 운동 개념의 체조를 여러 번 반복한다. 이것을 무엇이라고 부르는지 한글 이름과 산스크리트 이름, 두 가지를 모두 쓰시오.

17 오른쪽 사진은 '한 발 비둘기 자세'를 준비하는 과정이다. 잘못된 부분을 동그라미로 표시하고 잘못된 이유와 올바른 실행법을 설명하시오. | 5점 |

18 다음 빈 칸에 공통적으로 들어갈 말을 쓰시오.

( )(은)는 각 자세를 독립적으로 수련하는 하타 요가의 방식과는 달리 자세 사이에 연결 요소를 적용한 현대 하타 요가의 한 장르이다. 현재 전 세계적으로 유행하는 파워풀한 요가 대부분은 ( ) 스타일이며 리드미컬하고 신체 관리 차원에서 효과적이라는 이유로 인기가 높다. '호흡과 동작의 일치'라는 뜻을 갖고 있으며 실질적으로는 '흐름', '연결하다'라는 의미로 사용한다. ( )에서는 호흡에 맞춰 물 흐르듯 자세를 연결한다는 것이 다른 요가와 구별되는 차이점이다.

19 오른쪽 사진은 '아래를 향한 개 자세'의 잘못된 실행법이다. 잘못된 부분을 동그라미로 표시하고 잘못된 이유와 올바른 실행법을 설명하시오. | 5점 |

20 '활 자세'를 실행할 때 만약 양쪽 무릎의 간격이 골반 너비라면 양발의 간격은 얼마나 벌려야 하는가?

① 무릎보다 좁게

② 무릎보다 넓게

③ 무릎과 같은 너비

④ 양발은 반드시 붙인다.

21 다음은 '위를 향한 활 자세'를 준비하는 과정으로, 양손을 펼쳐 손가락이 어깨 안쪽을 향하도록 뒤집어 바닥에 놓았다. 올바른 실행법을 고르시오.

① 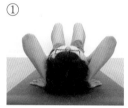   ② 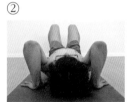   ③ 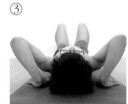   ④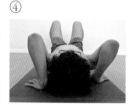

22 '누워서 무릎 펴 당기기 A(숩타 파당구쉬타 아사나 A)'에서 실행되는 반다는 무엇인가?

....

23 다음 중 '쟁기 자세(할라 아사나)' 수련이 가장 필요한 경우를 고르시오.

① 골반이 비뚤어진 경우

② 등과 목 주변이 항상 긴장해 있는 경우

③ 다리 뒷면이 항상 긴장해 있는 경우

④ 복부가 약화되어 있는 경우

24
대부분의 요가 시퀀스에서 '어깨 서기'와 '쟁기 자세'를 실행한 직후 연결되는 자세가 있다. 이 자세의 이름이 무엇인지 쓰고 '어깨 서기'와 '쟁기 자세' 바로 뒤에 연결하는 이유를 설명하시오.　｜5점｜

....

....

....

....

25
'누워서 무릎 펴 당기기 A(숩타 파당구쉬타 아사나 A)'를 수행할 때 어려움을 겪을 수 있는 수련자의 경우에 해당되지 않는 것은 무엇인가?

① 다리 뒷면이 뻣뻣한 경우
② 목 디스크가 있는 경우
③ 발목 관절이 약한 경우
④ 복부 근육이 약한 경우

26
'다리 자세(칸다라 아사나)'를 수행하며 얻을 수 있는 신체적 효과로 알맞지 않은 것은 무엇인가?

① 목뒤로 바닥을 강하게 누르며 목뼈 주변 근육을 강화시킬 수 있다.
② 구부정한 가슴과 어깨를 펴는 데 도움이 된다.
③ 척추 근육과 엉덩이 근육을 강화하는 데 도움이 된다.
④ 내 몸이 어느 쪽으로 치우쳤는지 관찰을 통해 알아차릴 수 있다.

27
오른쪽 사진의 비틀기 자세를 실행할 때 대표적으로 세 군데가 굳어 있으면 어려움을 겪을 수 있다. 그 곳이 어디인지 쓰시오.

....

....

28 '옆 판자 자세'는 한 손과 발날 한쪽 면으로 모든 체중을 유지하는 자세이다. 이때 바닥을 짚은 손은 바닥을 아래로 깊게 누르는데, 그렇다면 위로 들어 올린 반대쪽 손은 어느 방향을 향해 뻗어야 하는가?

① 앞

② 뒤

③ 위

④ 가만히 둔다

29 '활 자세'를 꾸준히 수련할 경우 얻을 수 있는 신체적 효과에는 어떤 것들이 있는지 두 가지 이상 쓰시오.

....

....

....

....

30 빈야사 요가 시퀀스에서 '위를 향한 활 자세'를 수행한 직후 바로 연결해서 실행하게 되는 자세는 무엇인가? (뒤로 깊게 젖혔던 허리의 피로를 푸는 휴식 자세이다.)

①　　　　　　　②　　　　　　　③　　　　　　　④

BASIC

01 단체 수업 시간에서 특정 자세를 할 때 잘못된 방법으로 인해 통증을 호소하는 학생이 있다면, 이때 교사가 취해야 할 행동으로 가장 적절한 것은 무엇인가?

① 요가를 하면 원래 아픈 부위가 드러나는 것이니 참고 계속하라고 안내한다.

② 자세를 풀게 한 뒤 바르게 눕히고 통증 부위를 마사지해준다.

③ 자세를 풀고 통증이 사라지게 한 뒤 올바른 방법으로 자세를 교정해준다.

④ 잘못된 부분을 스스로 터득할 수 있도록 계속해서 말로만 설명해준다.

02 오른쪽 사진은 '산 자세'의 잘못된 실행법이다. 잘못된 부분을 동그라미로 표시하고 잘못된 이유와 올바른 실행법을 설명하시오.

|5점|

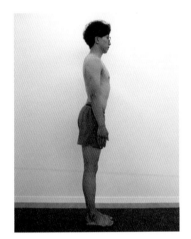

03 다음은 블록을 이용한 '안자네야 아사나(낮은 승마 자세)'의 실행법이다. 알맞지 않은 것을 고르시오.

① 앞에 놓인 다리의 무릎이 발끝을 넘어갈 정도로 깊게 구부려 뒤에 놓인 다리의 앞 허벅지를 최대한 늘이고 골반 안쪽까지 스트레칭한다.

② 앞쪽에 놓인 발과 무릎이 수직이어야 한다. 상체는 곧게 세우고 양쪽 골반을 바닥으로 지그시 누른다.

③ 골반을 바닥으로 지그시 눌러 뒤쪽에 놓인 다리의 앞 허벅지와 골반 앞부분을 깊게 스트레칭한다.

④ 상체를 뒤로 젖힐 때 아랫배를 단단히 조이고 양손으로 블록을 지그시 누르며 팔꿈치를 뒤로 약간 구부린다.

04 모든 요가 시퀀스는 자세 수행을 모두 마친 후 휴식을 취하는 '송장 자세(사바 아사나)'를 하며 수련을 마무리한다. '송장 자세'를 실행하는 방법을 설명하시오.

....

....

....

....

....

05 다음 사진의 세 가지 자세를 꾸준히 수행했을 때 얻을 수 있는 신체적 효과로 알맞지 않은 것은 무엇인가?

① 구부정했던 어깨와 등이 펴져서 자세 교정이 된다.

② 뻣뻣했던 골반이 부드러워지고 뻐근함이 사라진다.

③ 어깨와 목 부근의 혈액 순환이 좋아져 머리가 맑아진다.

④ 좌우 어깨의 불균형을 알 수 있게 돼 교정 측면으로 도움이 된다.

06 오른쪽 사진은 '묶은 연꽃 자세-측면 늘이기'를 수행 중인 모습이다. 자극이 오는 부위가 어디인지 쓰시오.

....

....

07 오른쪽 사진은 벨트 요가의 '반박쥐 자세-측면 늘이기'의 잘못된 실행법이다. 어디가 잘못됐는지 동그라미로 표시하고 잘못된 이유와 올바른 실행법을 설명하시오. |5점|

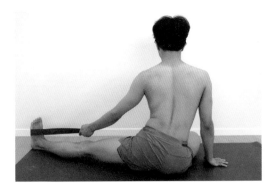

....

....

....

....

08 다음 중 의자 요가에서 '아래를 향한 개 자세'의 올바른 실행법은 무엇인가?

① 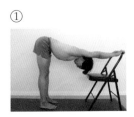 ② 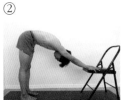 ③ 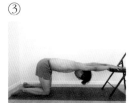 ④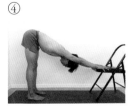

09 의자 요가 시퀀스에서 '한 발 비둘기 자세' 시리즈의 세 가지 자세는 공통적으로 자극되는 부위가 있다. 해당되지 않는 곳은 어디인가?

① 의자 위에 올린 다리의 허벅지
② 뒤로 뻗은 다리의 허벅지 앞부분
③ 길게 뻗은 양쪽 옆구리
④ 의자 위에 올린 다리의 엉덩이

10 '반비틀기 자세-아르다 마첸드라 아사나'를 올바르게 수행했을 경우 자극이 오는 부위로 맞지 않는 곳은 어디인가?

① 세운 나리의 골반 바깥쪽

② 발바닥

③ 허리와 등

④ 세운 다리의 골반 안쪽

11 '편안히 앉은 자세(수카 아사나)'에서 무릎이 바닥에서 뜨거나 등을 펴고 앉기가 힘든 수련자가 간혹 있다. 이때 어떻게 하면 좀 더 바른 자세로 앉을 수 있는지 설명하시오.

....

....

....

....

12 오른쪽 사진의 자세는 '한 발 비둘기 자세(에카 파다 라자카포타 아사나)'의 준비 과정이다. 잘못된 부분을 동그라미로 표시하고 그 이유와 올바른 실행법을 설명하시오. |5점|

....

....

....

....

....

13 다음 중 '목 측면/대각선 늘이기' 자세에 대한 설명으로 올바른 것은 무엇인가?

① 목을 한쪽으로 기울일 때 반대편 어깨는 딸려가지 않도록 바닥으로 낮춘다.

② 목을 오른쪽으로 기울여 내릴 때 오른쪽 귀와 어깨가 완전히 붙게 한다.

③ 목을 오른쪽으로 기울여 내릴 때 손바닥의 힘으로 머리를 꾹 누르면 왼쪽 목 근육이 좀 더 개운하게 스트레칭된다.

④ 목을 대각선 아래로 기울일 때 최대한 손으로 뒤통수를 깊게 눌러 등 아래쪽까지 자극이 오게 한다.

14 요가를 수련하면서 얻게 되는 장점이 아닌 것은 무엇인가?

① 집중력과 내공의 힘이 강해져 경쟁 사회에서 남들보다 더 앞서 나갈 수 있는 에너지가 생긴다.

② 육체가 건강해지기도 하지만 내면적 성찰을 이끌어내주므로 몸과 마음 둘 다 건강해진다.

③ 관찰력이 섬세해져 감정과 생각의 흐름을 알아차릴 수 있게 되고 그로 인해 말과 행동의 실수가 적어지고 마음의 동요가 줄어든다.

④ 평소 자신이 갖고 있던 몸에 해로운 습관들과 비뚤어진 육체를 더 잘 알아차리게 되고 생활습관을 올바르게 바꿀 수 있도록 도와준다.

15 다음 글이 설명하는 것이 무엇인지 쓰시오.

이것은 현대 요가에서 주로 운동 효과를 얻기 위해 하는 여러 가지 자세를 말한다. 현대 요가를 수련하는 대부분의 센터에서는 이것을 수련하는 것이 핵심이다. 한 시간 정도 이것을 수련하는 동안 근육 단련과 스트레칭이 되며 틀어진 자세를 교정하는 효과가 있어 꾸준히 수련하면 건강에 이롭다. 이것의 산스크리트 의미는 '앉음'이며 고전 요가에서는 원래 명상을 위한 '좌법'으로 불렸다.

16 다음은 호흡수 세기 명상을 하는 방법이다. 올바른 순서대로 번호를 쓰시오.

> ① 허리를 꼭 편 나음 능과 허리 근육의 힘을 살짝 빼서 꼿꼿한 긴장을 푼다.
> ② 호흡에 수를 붙여 세기를 시작한다.
> ③ 의자나 바닥에 앉는다.
> ④ 호흡수 세기를 하다가 다른 생각이 들어 호흡수 세기를 놓쳤다면 처음으로 돌아가 하나부터 다시 센다.

17 오른쪽 사진은 블록을 짚은 '비튼 삼각 자세'의 잘못된 실행법이다. 잘못된 부분을 동그라미로 표시하고 잘못된 이유와 올바른 실행법을 설명하시오. |5점|

18 벨트 요가의 '누운 나비 자세'에서 벨트로 발과 골반의 간격을 고정시키는 이유는 무엇인가?

19 다음은 의자 요가의 시퀀스에서 세 가지 자세를 연속으로 실행하는 '한 발 비둘기 자세' 시리즈이다. 사진을 보고 어떤 순서로 진행되어야 하는지 번호로 나열하시오.

①   ②   ③

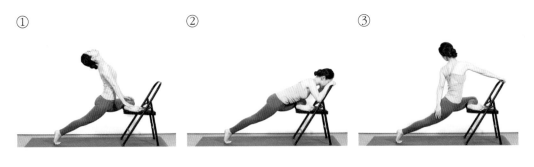

20 '박쥐 자세-전굴'에서 척추가 둥글게 말리며 골반을 앞으로 굽히지 못하는 수련자의 경우 도구를 사용하거나 쉬운 옵션으로 자세를 수행할 수 있도록 돕는 것이 좋다. 다음 중 올바르지 않은 방법은 무엇인가?

① 담요를 두툼하게 접어 엉덩이 아래에 받친다. 엉덩이를 높이면 골반을 좀 더 수월하게 앞으로 굽힐 수 있게 된다.

② 양쪽 다리의 발뒤꿈치로 바닥을 눌러 고정한 채 무릎을 살짝 굽히면 다리 안쪽의 당김이 줄어들어 척추를 바르게 펼 수 있게 된다.

③ 앞으로 상체를 많이 숙이는 것이 목표가 아니므로 준비 자세에서 최대한 척추를 펴고 다리 안쪽의 당김을 바라보며 호흡한다.

④ 혼자의 힘으로 안 될 때는 교사가 등 뒤에서 손으로 강하게 눌러주며 앞으로 상체를 숙일 수 있도록 최대한 돕는다.

21 숙면을 위해 할 수 있는 적절한 행동으로 맞지 않는 것은?

① 낮 시간대에 적절한 외부 활동을 하여 햇빛을 쬔다.

② 낮 시간대에 내 체력에 맞는 적당한 강도의 운동을 한다.

③ 잠들기 바로 전에 땀이 흠뻑 날 정도로 강한 운동을 하고 따뜻한 물로 샤워를 한다.

④ 밤에는 가벼운 강도의 요가 수련을 통해 신체적 감각과 호흡에 집중해 잡념에서 벗어난다.

22 이 자세는 오래 서서 일하는 사람들에게 필요하다. 오래 서 있는 일을 하면 하체에 체액이 몰리게 되어 다리가 잘 붓는다. 오래 앉아 있는 경우에도 하체 근육을 사용하지 않아 체액 순환이 안 되기 쉽다. 이 자세를 수행하면 발과 발목에 쏠린 체액을 상체로 올려 보내주게 된다. 힐링 요가-숙면을 돕는 요가 시퀀스에 나오는 이 자세는 무엇인지 한글과 산스크리트 이름 두 가지 다 쓰시오.

....

....

23 오른쪽 자세의 토대는 어디인지 쓰시오.

....

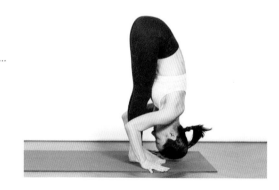

24 다음 중 전굴 자세가 아닌 것은?

① 아래를 향한 개 자세

② 서서 깍지 낀 전굴 자세

③ 산 자세

④ 아기 자세

25 오른쪽 사진은 '아래를 향한 개 자세'의 잘못된 실행법이다. 잘못된 부분을 동그라미로 표시하고 잘못된 이유와 올바른 실행법을 설명하시오.

|5점|

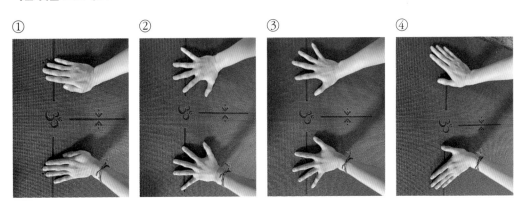

....

....

....

....

....

26 빈야사 요가에서는 손으로 바닥을 짚고 수행하는 자세가 많다. 다음 중 바닥을 짚은 손의 모양으로 올바른 것을 고르시오.

①   ②   ③   ④

27 빈야사 요가 시퀀스에서 다음 기호가 뜻하는 것이 무엇인지 쓰시오.

> ↺ → (   )
>
> **v** → (   )

28 빈야사 요가 시퀀스에서는 '수리야 나마스카라'라고 하는 태양 경배 체조를 여러 번 반복한 후 본격적인 자세 수행을 시작한다. 수리야 나마스카라를 미리 수행하는 이유를 간단히 쓰시오.

....

....

....

....

29 오른쪽 사진의 자세를 수행할 때는 여러 곳이 자극될 수 있다. 그중 가급적 자극을 피해야 하는 곳은 어디인가?

① 엉덩이
② 허벅지
③ 어깨
④ 무릎

30 '물고기 자세'를 수행할 때 어깨와 귀가 가깝지 않게 해야 하는 것은 매우 중요하다. 어깨와 귀가 가까운 채 '물고기 자세'를 수행할 경우 목 주변이 조여지고 이것은 목 주위 통증을 일으킬 수 있을 뿐 아니라 목 주변이 압박되어 머리로 가는 혈액의 순환을 막을 수도 있다. 어떻게 하면 목 주변이 압박되지 않게 어깨와 귀를 멀리 둘 수 있는지 간단하게 설명하시오.

....

....

....

....

BASIC

01 **'활 자세'를 수행할 때 들숨에 상체를 들어 올린 상태에서 날숨에도 높이를 똑같이 유지하기란 매우 어렵다. 이때 부담을 다소 덜 수 있는 방법으로 맞는 것은 무엇인가?**

① 숨을 마실 때 상체를 낮추고 숨을 내쉴 때 상체를 더 높이 든다.

② 숨을 마실 때 상체를 조금 더 들고 숨을 내쉴 때 상체가 약간 낮아지게 한다.

③ 처음 들숨에만 상체를 최대한 높이 들고 그 이후는 상체를 좀 더 낮춘 상태로 호흡을 이어간다.

④ 내가 상체를 높이 들 수 있더라도 호흡이 힘들면 상체를 최대한 낮춘 후 호흡한다.

02 **볼스터 요가의 '누운 영웅 자세(숩타 비라 아사나)'를 수행한 후 자세를 푸는 방법으로 올바른 것은 무엇인가?**

① 누운 상태로 한쪽 엉덩이를 살짝 들고 무릎을 편 후 반대쪽도 동일하게 실행한다.

② 한쪽으로 몸을 돌려 옆으로 누우며 무릎을 편다.

③ 완전히 몸을 일으켜 앉은 후 한쪽 엉덩이를 살짝 들고 무릎을 편 후 반대쪽도 동일하게 실행한다.

④ 완전히 몸을 일으켜 앉은 후 이마를 바닥에 대고 아기 자세를 실행한다.

03 **다음 중 스트레칭되는 부위가 전혀 겹치지 않는 자세 한 가지를 고르시오.**

①   ②   ③   ④

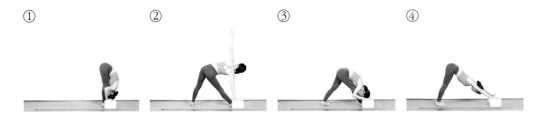

04 **다음은 블록을 이용한 '안자네야 아사나(낮은 승마 자세)'의 실행법이다. 알맞지 않은 것을 고르시오.**

① 앞에 놓인 다리의 무릎이 발끝을 넘어갈 정도로 깊게 구부려 뒤에 놓인 다리의 앞 허벅지를 최대한 늘이고 골반 안쪽까지 스트레칭한다.

② 앞쪽에 놓인 발과 무릎이 수직이어야 한다. 상체는 곧게 세우고 양쪽 골반을 바닥으로 지그시 누른다.

③ 골반을 바닥으로 지그시 눌러 뒤쪽에 놓인 다리의 앞 허벅지와 골반 앞부분을 깊게 스트레칭한다.

④ 상체를 뒤로 젖힐 때 아랫배를 단단히 조이고 양손으로 블록을 지그시 누르며 팔꿈치를 뒤로 약간 구부린다.

05 **다음 중 블록 요가의 '물고기 자세'를 수행한 후 바로 이어지는 휴식 자세는 무엇인가?**

①   ②   ③   ④

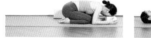 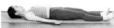 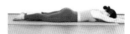 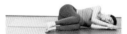

06 **다음 설명에 맞는 요가 도구는 무엇인지 쓰시오.**

가볍고 부피가 작아 휴대하기 편한 도구이다. 길이는 2m 내외로 소재는 주로 면이며 한쪽에 버클이 달려 있어 고리 형태로 만들어 사용하기도 한다. 이것의 용도는 크게 두 가지로 나뉘는데 하나는 손을 대체하는 용도이고 다른 하나는 신체 부위의 간격을 일정하게 고정하는 용도이다.

07 '묶은 반연꽃 전굴 자세(아르다 밧다 파드마 파스치모타나 아사나)'를 수행할 때 자극이 오는 곳과 거리가 먼 곳은 어디인가?

① 편 다리의 뒷면
② 양쪽 옆구리
③ 구부린 다리의 발등
④ 뒤로 젖힌 어깨

08 의자 요가의 '옆 판자 자세'는 한쪽 팔꿈치와 그쪽 발날 바깥면으로만 자신의 체중을 받치고 몸을 들어 올리는 근력 강화 자세이다. 이 자세를 수행할 때 수축해야 하는 부위로 맞지 않는 곳은 어디인가?

① 팔
② 목
③ 허벅지
④ 복부

09 요가 자세 수련을 통해 불균형한 몸을 바로잡는 것을 교정 요가라고 한다. 체형 교정을 세분하면 어깨, 등과 허리, 골반, 다리 등으로 나눌 수 있는데 이중 어느 부위의 교정을 선행하는 것이 효과적인가?

....

10 요가 수련 시 모든 자세를 다 수행한 후에는 마지막에 '송장 자세'로 휴식을 하게 된다. 송장 자세는 등을 바닥에 대고 온몸에 힘을 뺀 후 좌우 대칭으로 편안하게 누워서 실행하게 되는데 간혹 허리가 좋지 않은 경우 불편하게 느껴질 수 있다. 이때 어떻게 하면 허리의 불편함을 줄일 수 있는가?

① 옆으로 누워 다리 사이에 블록을 끼운다.
② 담요를 말아 허리 아래에 받친다.
③ 담요를 말아 무릎 아래에 받친다.
④ 손등을 이마 아래에 깔고 엎드린다.

11 발목을 당기고 늘이고, 돌리는 운동이 주는 신체적 효과로 맞지 않는 것은 무엇인가?

① 다리 전체 근육을 사용하기 때문에 하지 혈액 순환에 도움이 된다.

② 발목 돌리기 운동이 머리까지 연결되기 때문에 두통 예방에 도움이 된다.

③ 다리가 붓거나 혈액 순환 문제에 의한 질환을 예방하는 효과가 있다.

④ 오래 서서 일하는 경우 발목 운동을 하면 즉시 개운한 느낌이 들고 피로 회복에 도움이 된다.

12 아사나를 수련하는 방법으로 가장 적합한 것은 무엇인가?

① 내 몸의 불균형과 상관없이 잘 짜여진 프로그램으로 신체를 고르게 자극하고 발달시킨다.

② 균형 있게 짜여진 프로그램으로 신체를 고르게 자극하고 발달시킨다. 이때 내 몸의 불균형이 발견되면 잘 안 되는 쪽을 좀 더 중점적으로 수련한다.

③ 수련실 안의 모든 수련생은 동등하므로 모두 똑같은 단계까지 자세를 완성시키고, 꾸준히 신체를 자극하고 발달시킨다.

④ 균형 있게 짜여진 프로그램으로 신체를 고르게 자극하고 발달시킨다. 월등히 능력을 보이는 자세가 있으면 그 자세 수련에 좀 더 비중을 높인다.

13 명상을 하기 위한 조건이 아닌 것은 무엇인가?

① 고요히 집중할 수 있도록 조용하고 쾌적한 장소를 정한다.

② 몸이 불편하지 않도록 쾌적하고 편안한 옷을 입는다.

③ 집중을 원활하게 하기 위해서 가급적 공복에 한다.

④ 정신을 집중하기 위한 대상을 정한다.

14 다음 중 요가 수련을 시작하기 가장 좋은 때는 언제인가?

① 적당한 양의 식사 후 30분이 지나 소화가 되고 있을 때

② 적당한 양의 식사 후 3시간 이상이 지나 소화가 다 되었을 때

③ 배가 적당히 불러 든든한 상태일 때

④ 배가 매우 고픈 상태일 때

15 다음 중 '현대 하타 요가' 장르에 들어가지 않는 것은 무엇인가?

① 빈야사 요가

② 아쉬탕가 빈야사 요가

③ 소도구 요가

④ 명상 요가

16 '위를 향한 활 자세(우르드바 다누라 아사나)'를 실행하는 과정을 설명하시오. |5점|

....

....

....

....

....

17 '편안히 앉은 자세'의 설명으로 알맞지 않은 것은 무엇인가?

① 꼬리뼈는 바닥으로 말아 내리고 허리 아래부터 정수리까지 위로 길게 늘인다.

② 토대는 바닥을 지그시 눌러 주춧돌로 삼고 척추는 상반된 방향 즉, 위를 향해 길게 늘인다.

③ 양쪽 어깨가 서로 멀어지게 좌우로 펼치고 가슴을 편다.

④ 허리를 오목하게 집어넣고 가슴을 최대한 내민다.

18 '편안히 앉은 자세'에서는 본격적인 자세 수행을 하기 전 호흡을 잠시 반복하며 내면으로 주의를 기울인다. 이때 실행하는 호흡의 설명으로 알맞지 않은 것은 무엇인가?

① 들숨을 약 3초, 날숨도 약 3초로 균형을 맞춘다. 이때 호흡의 길이는 꼭 3초로 맞춰야 한다.

② 가능한 만큼 마시고 내쉬되 들숨과 날숨의 길이가 같도록 노력한다.

③ 긴장되었거나 굳었다고 느껴지는 부위로 숨이 들어오고 나간다고 생각하며 굳은 부위가 부드럽게 이완되는 상상을 해본다.

④ 호흡이 들어오고 나가는 것에 주의를 기울이고 잡생각이 든다면 '아, 잡생각이 들어왔구나'라는 것을 알아차린 후 다시 호흡에 주의를 기울인다.

19 다음 사진은 하타 요가의 '앉은 소·고양이 자세'이다. 양손으로 깍지를 끼고 뒤집어 바닥에 댄 채 들숨에 가슴과 고개를 뒤로 젖히고 날숨에 등을 둥글게 말아 고개 숙여 배꼽을 본다. 이 방법으로 5회 내외 반복하는 수련법이다. 이 자세를 수행함으로써 얻게 되는 신체적 효과와 가장 동떨어진 것은 무엇인가?

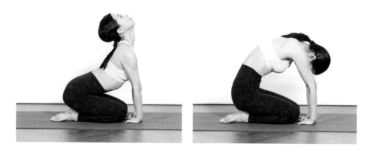

① 굳어 있던 골반과 척추를 앞뒤로 움직이며 부드럽게 풀어주어서 목, 등, 허리 전체가 개운해진다.

② 척추 추간판 탈출증(허리나 목 디스크)과 같은 척추 질환을 예방할 수 있다.

③ 척추와 복부 주변의 근육이 매우 강해지며 근육량이 늘어난다.

④ 손목 주변과 팔 안쪽 근육의 유연성이 좋아진다.

20 '어깨 열기(파르바타 아사나 변형)'를 꾸준히 수련할 경우 따라오는 신체적 효과를 아는 대로 설명하시오.

| 5점 |

....

....

21 다음 중 평소 어깨 통증으로 고생할 경우 꾸준히 수행했을 때 효과를 볼 수 있는 자세로 알맞지 않은 것은 무엇인가?

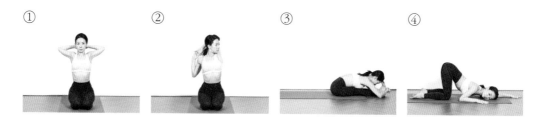

22 오른쪽 사진은 선 자세를 수행할 때 토대가 되는 발바닥이다. 총 세 군데에 체중을 나누어 싣고 서게 되는데 그곳이 어디인지 동그라미로 표시하시오.

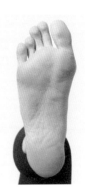

23 오른쪽 사진은 '앉은 전굴 자세(파스치모타나 아사나)'의 잘못된 실행법이다. 잘못된 부분을 동그라미로 표시하고 그 이유와 올바른 실행법을 설명하시오. | 5점 |

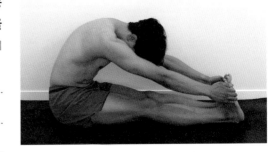

....

....

....

....

24 오른쪽 사진은 '송장 자세(사바 아사나)'에서 무릎 아래 담요를 둥글게 말아넣고 누워 있는 상태이다. 무릎 아래에 담요를 넣은 이유를 설명하시오.

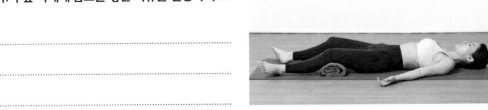

....

....

....

....

....

25 오른쪽 사진은 '전사 자세 B'의 잘못된 실행법이다. 잘못된 부분을 동그라미로 표시하고 그 이유와 올바른 실행법을 설명하시오. |5점|

....

....

....

....

26 힐링 요가에 대한 설명으로 맞지 않는 것은 무엇인가?

① 심신을 안정시키고 편안히 이완시켜주는 요가이다.

② 대체적으로 어렵지 않고 긴장의 해소와 피로 회복에 탁월한 효과가 있다.

③ 강한 근력을 요구하는 자세들로 구성되어 있지만 깊은 호흡을 통해 근육을 이완하는 효과가 있다.

④ 수련하는 시간대, 피로가 많이 쌓인 신체 부위, 심리적 상태에 맞춰 다양한 시퀀스 구성이 가능하다.

27 다음 중 빈야사 요가의 수련 방식으로 맞는 것은 무엇인가?

① 모든 자세 하나가 끝난 후에는 '빈야사'라고 하는 일련의 연결 동작을 빼먹지 않고 반드시 실행해야 하는 규칙이 있다.

② 한 자세씩 따로 떨어뜨려서 실행한다. 한 자세 실행하고 난 후 쉬고 다음 자세를 실행하는 식이다.

③ 호흡을 가장 중요하게 생각하는 수련 방식이므로 호흡이 아직 잘 안 되는 수련자는 호흡법을 오래 수련하고 난 후 자세를 시도해야 한다.

④ 자세와 자세를 보통 2~4개 이어서 실행한다. 교사에 따라 5~8개 자세를 이어서 실행하는 경우도 있다.

28 '쟁기 자세'에서 '이것'을 실행하지 않고 자세를 유지하게 되면 자세를 풀고 바닥으로 내려간 후 허리 통증이 있기도 한다. 이것은 무엇인가?

....

29 '쟁기 자세'를 수련할 때 목과 등 뒤쪽의 당김이 너무 강해 고통스러울 경우 대처하는 방법으로 맞지 않는 것은 무엇인가?

① 양손으로 등을 받치고 바닥에 있던 발을 살짝 들어 올려 당기는 자극을 줄인다.

② 고통스러운 부위로 집중해서 그곳으로 숨이 들어오고 나가는 상상을 하며 인내한다. 금방 나아질 것이다.

③ 발 아래에 블록이나 의자를 놓고 그 위에 발을 올려놓는다.

④ 턱을 살짝 들거나 수직으로 세워진 등의 각도를 조금 느슨하게 풀어 뒤쪽의 당김을 줄인다.

30 빈야사 요가 시퀀스의 '물고기 자세(마츠야 아사나)'를 실행하는 방법을 설명하시오. | 5점 |

....

....

....

....

....

모의고사

INTERMEDIATE

1~6회

INTERMEDIATE

01 요가 수련의 가장 중요한 목적은 무엇인가?

① 강인한 몸을 만드는 것

② 세계 평화

③ 마음을 다스리는 것

④ 살을 빼는 것

02 다음 중 명상 수련을 위한 설명으로 적합하지 않은 것은 무엇인가?

① 방해받지 않는 장소에서 조용히 실행하는 것이 좋다.

② 꽉 붙거나 불편함을 주는 옷을 피하고 쾌적하고 편한 복장을 준비한다.

③ 반드시 60분 이상 길게 수련해야 심신이 안정되는 효과가 있다.

④ 아사나 수련을 통해 신체 감각을 관찰하는 연습을 충분히 한 후 명상 수련을 시작해보는 것이 좋다.

03 요가란 무엇인지 간단하게 설명하시오.

....

....

....

....

04 소도구 요가에 나오는 자세들 중 한글 이름과 산스크리트 이름이 맞지 않는 것은 무엇인가?

① 코브라 자세—부장가 아사나

② 활 자세—마카라 아사나

③ 메뚜기 자세—살라바 아사나

④ 고양이 자세—비달라 아사나

05 오른쪽 사진의 자세는 볼스터 요가에 나오는 '활 자세'의 잘못된
실행법이다. 잘못된 부분을 동그라미로 표시하고 잘못된 이유와
올바른 실행법을 설명하시오 | 5점 |

....

....

....

....

....

06 '코브라 자세'와 '활 자세'에서 공통적으로 늘어나는 몸의 부위가 아닌 곳은 어디인가?

① 허벅지 앞부분

② 배

③ 골반 앞부분

④ 어깨

07 다음의 빈칸을 채우시오. (앞은 한글 이름, 괄호 안은 산스크리트 이름)

· 메뚜기 자세 → (　　　　　　　　　)
· 고양이 자세 → (　　　　　　　　　)
· 앉은 전굴 자세 → (　　　　　　　　　)
· 아기 자세 → (　　　　　　　　　)

08 오른쪽 사진의 자세는 블록을 이용한 '고양이 자세'의 잘못된 실행법이다. 잘못된 부분을 동그라미로 표시하고 잘못된 이유와 올바른 실행법을 설명하시오. | 5점 |

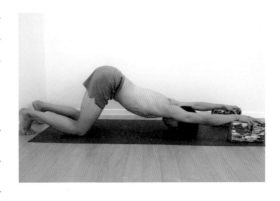

....

....

....

....

....

09 '묶은 반연꽃 전굴 자세(아르다 밧다 파드마 파스치모타나 아사나)'를 수행할 때 자극이 오는 곳과 거리가 먼 곳은 어디인가?

① 편 다리의 뒷면
② 양쪽 옆구리
③ 구부린 다리의 발등
④ 뒤로 젖힌 어깨

10 다음은 의자 요가의 '삼각 자세'에 대한 설명이다. 오른쪽 사진을 보고 올바르지 않은 설명을 고르시오.

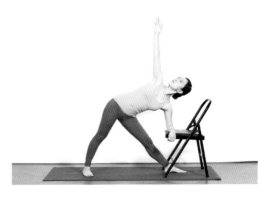

① 왼쪽 팔꿈치를 구부려 의자 좌판에 짚고 왼손으로는 의자를 가볍게 잡는다.
② 오른쪽 옆구리와 골반 측면이 천장과 마주 향하도록 회전한다.
③ 왼팔로 의자 좌판을 밀고 오른손을 바닥과 수직으로 위로 들어 올린다.
④ 왼쪽 엉덩이를 뒤로 빼고 최대한 왼쪽으로 몸을 늘여 오른쪽 골반과 옆구리를 스트레칭한다.

11 의자 요가의 '비튼 삼각 자세'를 할 때 올바른 실행법에 해당되지 않는 것은 무엇인가?

① 가슴을 최대한 천장으로 비틀기 위해 등 뒤쪽을 조이고 날개뼈를 서로 가깝게 한다.

② 양쪽 골반의 높이를 맞춰야 양쪽 옆구리의 길이도 맞출 수 있다.

③ 어깨와 귀가 멀리 있도록 팔로 의자 좌판을 밀고 날개뼈를 허리 쪽으로 당긴다.

④ 뒤로 뻗은 발바닥이 바닥에서 들리지 않도록 꾹 눌러 종아리를 스트레칭한다.

12 테라피 요가에 대한 설명으로 가장 적절한 것은?

① 테라피 요가는 깊은 호흡법을 통해 전신 순환을 이끌어내 질병을 예방한다.

② 테라피 요가는 신체적 통증, 특히 근골격계 통증을 경감시키고 예방하는 것에 주안점을 둔다.

③ 테라피 요가는 신경계통을 자극시켜 통증을 경감시키는 데 주안점을 둔다.

④ 테라피 요가는 깊은 호흡과 명상을 통해 스트레스를 예방하고 해소시키는 데 주안점을 둔다.

13 '편안히 앉은 자세(수카 아사나)'에서 무릎이 바닥에서 뜨거나 등을 펴고 앉기가 힘든 수련자가 간혹 있다. 이때 담요를 사용해 좀 더 편하게 앉는 방법을 설명하시오.

14 고대 인도 요가와 현대 요가의 아사나는 개념이 매우 다르다 아사나의 개념이 어떻게 다른지 그 차이를 간단하게 설명하시오.

| 5점 |

15 **요가 자세를 수련할 때 병행하는 반다의 활용법으로 틀린 것은 무엇인가?**

① 양손으로 몸을 들어 올리는 두루미 자세를 실행할 때 엉덩이를 더 높이 들어 올릴 수 있게 한다.

② 몸을 뒤로 깊게 젖히는 위를 향한 활 자세를 실행할 때 허리의 부상을 예방한다.

③ 몸을 앞으로 깊게 접는 앉은 전굴 자세를 실행할 때 몸을 더욱 깊게 접을 수 있도록 미세한 공간을 만들어준다.

④ 거꾸로 서는 머리 서기 자세를 실행할 때 머리의 무게가 거의 느껴지지 않도록 가벼워지게 한다.

16 **다음 글이 설명하는 것이 무엇인지 쓰시오.**

> 이것의 의미는 뿌리를 잠그는 것이다. 골반저에 위치한 회음을 수축하는 방법이며 이 위치는 전통 하타 요가의 인체 생리학에서 차크라라고 하는 에너지 센터 중 1번 차크라와 밀접한 관련이 있다. 이것은 아래로 빠져나가는 에너지를 봉인하여 영적인 각성을 이루기 위해 수련하는 것으로 알려져 있다. 섬세한 감각을 필요로 하며 여성의 경우 회음부를 수축하고 남성의 경우 고환과 항문 사이를 수축하는 방식으로 수련한다.

17 **다음 자세들을 수련했을 때 따라오는 효과와 맞는 설명을 선으로 연결하시오.**

① 나비 자세 •   • ① 골반을 열어 다리 안쪽 근육의 경직을 해소하고 비뚤어진 골반을 점차 교정한다.

② 한 다리 세운 자세-비틀기 •   • ② 전신을 개운하게 스트레칭한다. 머리까지 혈액순환을 돕고 몸 전체를 풀어준다.

③ 아래를 향한 개 자세 •   • ③ 굽은 등과 어깨를 뒤로 젖혀 척추와 어깨 건강, 자세 교정에 도움을 준다.

④ 고양이 자세 •   • ④ 골반과 척추의 피로가 풀리고 골반 교정에 도움이 된다. 복부의 지방이 쌓이는 것을 예방한다.

18 하타 요가와 빈야사 요가는 서로 수련 방식에 차이가 있으며 그에 따른 장단점도 다르다. 다음 중 하타 요가가 빈야사 요가에 비해 가진 장점을 가장 잘 설명한 것은 무엇인가?

① 한 자세를 양쪽 순서대로 진행하고 좀 더 느리게, 또 길게 유지할 수 있기 때문에 골반과 척추의 교정 측면에서 좀 더 유리하다.

② 천천히 그리고 좀 더 정교하게 진행하기 때문에 근육 발달이나 유연성 증진의 효과가 더 크다.

③ 모든 요가 중에 가장 동적으로 많이 움직이는 요가 장르이므로 체력 증진에 도움이 된다.

④ 웃자이 호흡 소리를 내야 하는 규칙이 있기 때문에 소리를 들으면 집중하는 데 도움이 된다.

19 다음 사진은 하타 요가의 '인어 자세-측면 늘이기'이고 글은 '인어 자세-측면 늘이기'를 실행하는 방법이다. 빈칸을 채우시오.

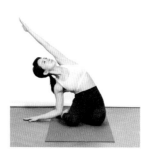

숨을 내쉬며 오른쪽 팔꿈치를 구부리고 몸을 오른쪽으로 기울인다.

(   )쪽 허리 아랫부분이 과하게 조여지지 않도록 공간을 만들고 왼쪽 옆구리를 최대한 확장한다.

윗등을 허리 쪽으로 끌어 내려 귀가 (   )와(과) 멀어지게 힌다.

아랫배를 조이고 (   )이(가) 굽지 않도록 가슴을 완전히 편다.

(   )쪽 엉덩이를 바닥으로 깊게 누르며 왼쪽 골반 측면부터 왼쪽 (   ) 끝까지 길게 늘인다.

자세를 유지하고 5회 내외로 호흡한다.

20 오른쪽 사진은 하타 요가에 나오는 '한 팔 고양이 자세(비달라 아사나 변형)'의 잘못된 실행법이다. 잘못된 부분을 동그라미로 표시하고 잘못된 이유와 올바른 실행법을 설명하시오. |5점|

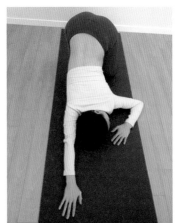

....

....

....

....

....

21 오른쪽 사진은 선 자세를 수행할 때 토대가 되는 발바닥이다. 총 세 군데에 체중을 나누어 싣고 서게 되는데 그곳이 어디인지 동그라미로 표시하시오.

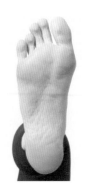

22 '발 넓게 벌린 전굴 자세 C(프라사리타 파도타나 아사나 C)'를 수행하는 과정에서 상체를 아래로 숙일 때 또는 자세를 유지할 때 무릎에 무리가 오거나 통증이 느껴지는 경우가 간혹 있다. 그 이유로 알맞지 않은 경우는 무엇인가?

① 무릎에 최대한 힘을 주어야 하는데 무릎을 너무 느슨하게 풀어놓았기 때문에

② 발바닥과 허벅지의 힘, 반다의 힘 조절이 제대로 이루어지지 않았기 때문에

③ 무릎이 과신전되었기 때문에

④ 무릎 관절에 공간이 하나도 없이 꽉 채워져서 압박감이 있기 때문에

23 '머리 서기(시르사 아사나)'의 토대는 어디인가?

....

24 오른쪽 사진은 '코브라 자세(부장가 아사나)'의 잘못된 실행법이다. 잘못된 부분을 동그라미로 표시하고 잘못된 이유와 올바른 실행법을 설명하시오. | 5점 |

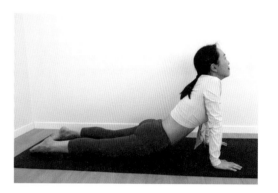

....

....

....

....

....

25 '묶은 연꽃 자세(밧다 파드마 아사나)'에서 양발을 결박하는 방법으로 가장 올바른 것은 무엇인가?

①   ②   ③   ④

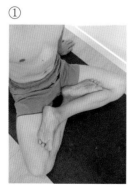 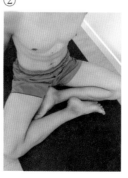 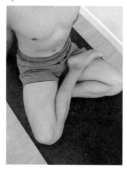 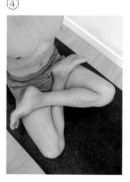

26 하타 요가의 '한 발 든 어깨 서기', '위를 향한 연꽃 자세', '태아 자세' 이 세 가지 거꾸로 서는 자세들은 공통적인 주의 사항이 있다. 그 주의 사항에 해당되지 않는 것은 무엇인가?

① 목 디스크가 있다면 담당 교사와 상담 후 실행 여부를 판단한다.

② 생리 중일 때는 쉬거나 다른 자세로 대체한다.

③ 얼굴 부위의 문제(중증 고혈압, 중이염, 안압 문제 등)가 있다면 담당 교사와 상담 후 실행 여부를 판단한다.

④ 아침에 하는 것은 몸에 좋지 않다.

27 다음 두 자세는 얼핏 보면 같아 보이지만 실행법에 차이가 있는 다른 자세이다. 각 사진 아래에 맞는 이름을 한글과 산스크리트 두 가지 모두 쓰시오.

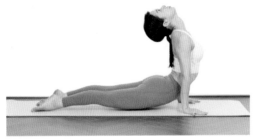

· 발등과 손바닥을 제외한 모든 곳이 바닥에서 들려 있다.
· 손과 어깨가 반드시 수직이어야 한다.

· 하체의 앞면이 바닥에 모두 닿아 있다.
· 손의 위치는 개인의 신체 차이에 따라 옮길 수 있다.

28 '삼각 자세'를 수행할 때 올바른 방법으로 알맞지 않은 것은 무엇인가?

① 무릎이 과신전되면 관절이 상할 수 있으니 무릎 관절이 아닌 허벅지의 힘으로 유지한다.

② 상체가 하체보다 앞으로 쏟아지지 않게 한다.

③ 옆구리를 늘여 자극하는 게 목적인 자세이므로 앞으로 몸이 기울더라도 최대치로 내려간다.

④ 윗등 근육을 허리 쪽으로 당겨 내려 귀와 어깨를 멀리 두고 목 주변이 확장되게 한다.

29 쿤달리니 각성과 상승을 목적으로 반다, 무드라, 호흡 수련을 강조하며 스승에게서 제자로 비의적으로 전수되는 요가가 무엇인지 쓰고, 발생한 국가와 시기(고대, 중세, 근대, 현대 중에서)도 함께 쓰시오.

....

30 다음에 언급된 요가 중 나머지 셋과 특성이 다른 요가는 무엇인가?

① 아이엥가 요가

② 라자 요가

③ 아쉬탕가 빈야사 요가

④ 비니 요가

INTERMEDIATE

01 오른손을 사용해 교호 호흡을 하는 방법을 설명하시오.

....

....

....

....

....

02 단체 수업 시간에 특정 자세에서 잘못된 실행법으로 인해 통증을 호소하는 학생이 있다면, 교사가 취해야 할 행동으로 가장 적합한 것은 무엇인가?

① 요가를 하면 원래 아픈 부위가 드러나는 것이니 참고 계속하라고 한다.

② 자세를 풀게 한 뒤 바르게 눕히고 통증 부위를 마사지해준다.

③ 자세를 풀고 통증이 사라지게 한 뒤 올바른 방법으로 자세를 교정해준다.

④ 잘못된 부분을 스스로 터득할 수 있도록 계속해서 설명을 해준다.

03 다음 빈칸을 채우시오. (앞은 한글 이름, 뒤는 산스크리트 이름)

· 거북이 자세 → ( )	
· ( ) → 발라 아사나	
· ( ) → 숩타 비라 아사나	
· 앉은 전굴 자세 → ( )	

04 오른쪽 사진은 볼스터를 이용한 '고양이 자세'의 잘못된 실행법이다. 잘못된 부분을 동그라미로 표시하고 잘못된 이유와 올바른 실행법을 설명하시오.

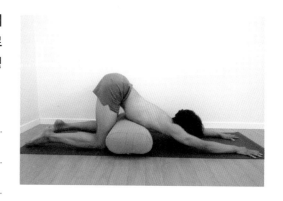

....

....

....

....

05 오른쪽 사진은 블록을 이용한 '반달 자세'이다. 실행법으로 올바르지 않은 것은 무엇인가?

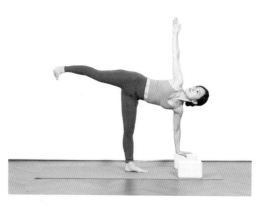

① 오른손을 천장으로 들어 올리고 상체와 골반을 오른쪽으로 회전해 몸 앞면 전체가 정면을 향하게 한다.

② 블록을 짚은 손에 체중을 대부분 싣고 상체를 기댄다. 위로 뻗은 손은 블록을 짚은 손과 최대한 멀어지게 지속적으로 위를 향해 부양하는 느낌을 갖는다.

③ 아래쪽 골반을 바닥을 향해 끌어 내리고 위쪽 골반을 뒤로 젖혀 좌우 골반이 위아래로 나란히 놓이게 한다.

④ 들어 올린 오른발은 골반에서부터 사선으로 쭉 뻗어주는 느낌으로 민다. 양손을 위아래로 서로 멀리 민다고 생각한다.

06 오른쪽 사진은 '산 자세'의 잘못된 실행법이다. 잘못된 부분을 동 그라미로 표시하고 잘못된 이유와 올바른 실행법을 설명하시오.

|5점|

....

....

....

....

....

07 다음은 벨트를 사용한 '앉은 전굴 자세(파스치모타나 아사나)'를 수행할 때 몸을 쓰는 방법을 설명한 것이다. 빈 칸을 채우시오.

> 양쪽 다리를 곧게 펴고 앉아 (　　　　　)에 벨트를 걸고 양손으로 벨트를 잡는다. 숨을 마시며 가슴을 들어 올리고 척추를 곧게 편 후 숨을 내쉬며 상체를 앞으로 숙인다. 이때 등을 구부리는 것이 아니라 (　　　　　)을(를) 앞으로 굽혀야 한다. 팔꿈치를 구부려 벨트를 당긴다. 어깨는 (　　　　　)와(과) 멀어지도록 허리 쪽으로 당기고, 발뒤꿈치는 (　　　　　)(으)로 밀고 꼬리뼈는 (　　　　　)(으)로 민다.
>
> 양쪽 (　　　　　) 앞을 수축해 무릎을 곧게 펴고 다리 뒤를 바닥으로 누른다. 발끝을 몸 쪽으로 당겨 엉덩이부터 아킬레스건을 지나 발바닥까지 몸의 뒤쪽을 길게 늘인다.

08 다음 빈칸을 채우시오. (앞은 한글 이름 뒤는 산스크리트 이름)

> ・무릎 꿇고 앉은 자세 → (　　　　　　　　　)
>
> ・판자 자세 → (　　　　　　　　　)
>
> ・위를 향한 개 자세 → (　　　　　　　　　)
>
> ・아래를 향한 개 자세 → (　　　　　　　　　)

09 다음 중 '춤의 왕 자세'의 산스크리트 이름은 무엇인가?

① 바시스타 아사나

② 에카파다 라자카포타 아사나

③ 나타라자 아사나

④ 파리브르타 트리코나 아사나

10 골반 교정 요가의 '발끝 치기'를 실행해보면 수련자의 골반 상태가 어떤지 알 수 있다. 가령, 양쪽 다리를 골반 너비보다 넓게 벌리고 안팎으로 빠르게 흔들었을 때 양쪽 엄지발가락은 안쪽 바닥에 닿지 않는데, 새끼발가락은 바깥쪽 바닥에 잘 닿는 경우 어떤 자세를 수행해야 골반의 균형을 맞출 수 있는가?

① 소머리 자세-전굴

② 박쥐 자세-전굴

③ 개구리 자세

④ 박쥐 자세-측면 늘이기

11 오른쪽 사진은 골반 교정 요가에 나오는 '박쥐 자세'의 준비 과정이며 잘못된 부분이 두 군데 있다. 잘못된 부분을 동그라미로 표시하고 잘못된 이유와 올바른 실행법을 설명하시오. |5점|

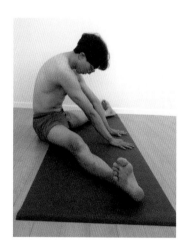

....

....

....

....

....

12   **등과 허리를 강화하는 요가 시퀀스가 필요한 이유로 적절하지 않은 것은 무엇인가?**

① 인간은 직립 생활을 하고 그로 인해 중력의 영향을 많이 받아 척추 질환이 다양하기 때문에

② 척추의 건강이 곧 삶의 질과 직결되기 때문에

③ 다른 모든 운동에도 척추 강화 시퀀스는 포함되어 있기 때문에

④ 뼈는 스스로 움직이는 것이 아니라 근육에 의해 움직이는 것이다. 즉 근육을 강화해야 바른 자세를 유지할 수 있기 때문에

13   **다음 자세들을 통해 얻어지는 신체적 효과에 포함되지 않는 것은 무엇인가?**

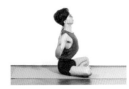 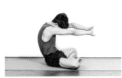 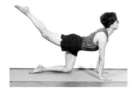 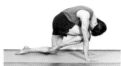

① 허리·등 근육 강화

② 허리 통증 감소

③ 등 통증 감소

④ 골반 근육 강화

14   **'호랑이 자세'는 들숨에 한 다리를 뒤로 뻗으며 가슴과 머리를 천장으로 젖히고 날숨에 그 무릎을 굽혀 이마로 붙이며 등을 천장으로 말아 올리고 복부를 수축하는 반복 자세이다. 들숨에 한 다리를 뒤로 뻗으며 가슴을 천장으로 젖힐 때 간혹 허리에 통증이 오는 경우가 있는데, 이때 어떻게 하면 허리 통증이 오지 않게 할 수 있는지 설명하시오.**

15 '나비 자세' 또는 양쪽 무릎을 모으고 앞뒤로 구르는 자세는 척추 주변 근육을 바닥에 마찰시켜 마사지 효과를 주고 복부를 강화시킨다. 간혹 이 자세를 할 때 가운데로 구르지 못하고 좌우로 왔다 갔다 하는 경우가 있는데 그 이유가 무엇인지 쓰시오.

....

....

16 '물고기 자세(마츠야 아사나)'를 수행한 이후에 아주 드물게 멀미를 호소하는 경우가 있다. 목과 등 사이에 있는 척추에서 구토 증세와 관련된 신경이 갈라져 나오는 지점이 있는데 이와 관련이 있다. 이때 어떻게 하면 불편한 증상을 가라앉게 할 수 있는가?

① 호흡을 깊게 하며 눈을 감고 휴식을 취한다.

② 양손으로 깍지를 끼고 뒤통수를 받쳐 고개를 들고 발가락을 본다.

③ 쟁기 자세를 하며 몸 뒷면을 스트레칭한다.

④ 몸을 둥글게 말고 앞뒤로 구르며 척추 주변 근육을 마사지한다.

17 오른쪽 사진은 '비라바드라 아사나 A(전사 자세 A)'의 잘못된 실행법이다. 잘못된 부분을 동그라미로 표시하고 잘못된 이유와 올바른 실행법을 설명하시오. | 5점 |

....

....

....

....

18 **요가를 수련하면서 얻게 되는 장점이 아닌 것은 무엇인가?**

① 집중력과 내공의 힘이 강해져 경쟁 사회에서 남들보다 더 앞서 나갈 수 있는 에너지가 생긴다.

② 육체가 건강해지기도 하지만 내면적 성찰을 이끌어내주므로 몸과 마음 둘 다 건강해진다.

③ 관찰력이 섬세해져 감정과 생각의 흐름을 알아차릴 수 있게 되고 그로 인해 말과 행동의 실수가 적어지며 마음의 동요가 줄어든다.

④ 평소 자신이 갖고 있던 몸에 해로운 습관들이나 비뚤어진 육체를 더 잘 알아차리게 되고 생활 습관을 올바르게 바꿀 수 있도록 도와준다.

19 **웃자이 호흡(ujjayi pranayama)은 '승리자의 호흡' 또는 '승리 호흡'이라는 뜻이다. 이 호흡을 하는 방법과 특징을 설명하시오.** | 5점 |

20 **아사나를 수련하는 방법으로 가장 적합한 것은 무엇인가?**

① 내 몸의 불균형과 상관없이 잘 짜여진 프로그램으로 신체를 고르게 자극하고 발달시킨다.

② 균형 있게 짜여진 프로그램으로 신체를 고르게 자극하고 발달시킨다. 이때 내 몸의 불균형이 발견되면 잘 안 되는 쪽을 좀 더 중점적으로 수련한다.

③ 수련실 안의 모든 수련생은 동등하므로 모두 똑같은 단계까지 자세를 완성시키고 꾸준히 신체를 자극하고 발달시킨다.

④ 요가 아사나 수련을 하다가 잘되는 자세가 있으면 좀 더 중점적으로 수련한다.

21 다음 중 근·현대 인도에서 발생한 요가가 아닌 것은?

① 크리야 요가

② 시바난다 요가

③ 비크람 요가

④ 통합 요가

22 오른쪽 사진은 하타 요가에 나오는 '좌우 어깨 열기(파르바타 아사나 변형)'의 과정 중 한 부분이다. 양손으로 깍지를 껴 머리 뒤에서 멀리 떨어지게 한 채 좌우로 강하게 잡아당기는데 이때 가장 강하게 자극이 오는 곳은 어디인지 쓰시오.

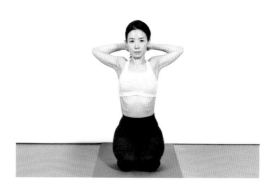

....

....

23 오른쪽 사진의 자세는 '서서 전굴 자세(웃타나 아사나)'의 잘못된 실행법이다. 잘못된 부분을 동그라미로 표시하고 잘못된 이유와 올바른 실행법을 설명하시오. | 5점 |

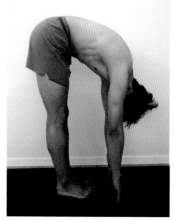

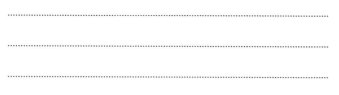

....

....

....

....

....

24 다음 사진의 자세들을 수련했을 때 공통으로 얻을 수 있는 신체적 긍정적 변화로 알맞은 것은 무엇인가?

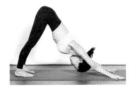 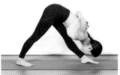 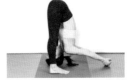 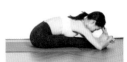

① 약한 복부를 강화시킬 수 있다.

② 굳어 있던 다리 뒷면이 유연해진다.

③ 하체 근력이 좋아진다.

④ 굳어 있던 어깨가 부드러워진다.

25 다음 중 하타 요가에 나오는 양쪽 다리를 결박한 '물고기 자세(마츠야 아사나)'의 실행법으로 올바르지 않은 것은 무엇인가?

① 양손으로 결박한 발을 잡아당기면 가슴이 좀 더 위로 확장된다.

② 날개뼈를 허리 쪽으로 당겨 어깨와 귀를 멀리 떨어뜨린다.

③ 양쪽 허벅지를 안쪽으로 회전하며 서로 가깝게 조인다.

④ 아랫배를 수축하고 꼬리뼈는 위로 말아 올려 허리 뒤가 조여지지 않게 한다.

26 요가에 최초로 체계성을 부여한 문헌은 무엇인가?

① 베다

② 우파니샤드

③ 요가수트라

④ 하타 프라디피카

27 **다음 중 명상에 대해 잘못 설명한 것은 무엇인가?**

① 명상은 내적으로 집중하는 정신 활동이다.

② 트라우마나 우울증 등 마음 깊은 곳의 문제는 명상을 통해 해결해야 한다.

③ '마음챙김(mindfulness)'은 현대에 잘 알려진 명상법이다.

④ 명상을 할 때의 자세는 안정되어 있어야 한다.

28 **다음이 설명하는 것이 무엇인가?**

이것은 하타 요가에서 건강을 위해 특별히 취하는 자세들을 가리킨다. 요가 전문 용어로는 '체위'라고 번역하기도 한다. 파타비 조이스에 따르면 이것을 꾸준히 수련하면 신체 건강이 좋아지고 체내 불순물이 제거되는 효과가 있다고 한다.

이 수련은 외부의 대상 대신 수련자가 자신의 몸에 정신을 집중하도록 돕는다. 육체 구석구석에 다양한 자극을 가하며 그 자극을 유심히 바라보고 알아차리는 과정을 반복하면서 이를 통해 내면으로 들어갈 준비를 하게 된다. 그렇게 봤을 때 '이것'의 수련은 우리가 더 깊은 내면으로 집중할 수 있는 능력을 계발해주는 훌륭한 도구라고 봐도 좋다.

29 **오른쪽 사진의 '프라사리타 파도타나 아사나'를 실행할 때 하체를 사용하는 방법으로 적절치 않은 깃은 무잇인가?**

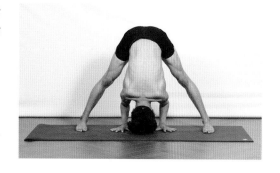

① 최대한 무릎을 세게 펴고 무릎, 허벅지, 엉덩이 힘 전체로 유지한다.

② 발로 바닥을 단단히 밀고 허벅지 앞을 수축하는데 무릎에는 체중을 많이 싣지 않는다.

③ 무게가 발뒤꿈치에만 있다면 살짝 앞쪽으로 이동해 발바닥 전체로 몸을 지탱한다.

④ 발로 바닥을 단단히 밀어 그 힘이 허벅지를 통해 웃디야나 반다(아랫배 조임)로 이어지게 한다.

30   오른쪽 사진은 '웃티다 하스타 파당구쉬타 아사나 D(한 발 든 균형 자세 D)'에서 상체가 뒤로 누운 잘못된 실행법이다. 몸이 뒤로 넘어가지 않기 위해 어떻게 해야 하는지 설명하시오.

....

....

....

....

....

INTERMEDIATE

01 요가와 필라테스는 둘 다 몸을 단련시켜 건강과 균형을 찾아주지만 목적에는 확실한 차이가 있다. 그 차이를 두 줄 이상 설명하시오.

....

....

....

....

....

02 다음 자세들 중 골반이 움직이는 방향이 다른 것은 무엇인가?

① ② ③ ④

03 '산 자세(타다 아사나)'를 실행하는 방법을 아는 대로 설명하시오.

....

....

....

....

....

04 오른쪽 사진은 '피라미드 자세'의 잘못된 실행법이다. 잘못된 부분을 동그라미로 표시하고 잘못된 이유와 올바른 실행법을 설명하시오.　　　　　　　　　　　　　　　　　| 5점 |

....

....

....

....

....

05 블록 요가의 '물고기 자세'를 수행할 때 느껴지는 몸의 감각으로 적절하지 않은 것은 무엇인가?

① 목 앞면이 길게 펴지는 느낌

② 가슴이 앞과 옆으로 확장되는 느낌

③ 허벅지 뒤쪽부터 발뒤꿈치 끝까지 길게 늘어나는 느낌

④ 윗배에서 골반 앞부분까지 표면이 길게 늘어나는 느낌

06 다음 중 골반 안쪽의 통증을 해소하는 데 도움이 되는 자세는 무엇인가?

① 낮은 승마 자세(안자네야 아사나)

② 지팡이 자세(단다 아사나)

③ 아래를 향한 개 자세(아도 무카 스바나 아사나)

④ 물고기 자세(마츠야 아사나)

07 다음 빈칸을 채우시오. (앞은 한글 이름 뒤는 산스크리트 이름)

· 반박쥐 자세-측면 늘이기 → (　　　　　　　　　　　　)

· 누운 나비 자세 → (　　　　　　　　　　　　)

· 나비·물고기 자세 → (　　　　　　　　　　　　)

· 송장 자세 → (　　　　　　　　　　)

08 벨트 요가의 '누운 나비 자세'에서 벨트로 발과 골반의 간격을 고정시키는 이유는 무엇인가?

....
....
....
....

09 다음 빈칸에 공통으로 들어갈 한 단어를 쓰시오.

(   )은(는) 뼈로 된 쟁반이라는 의미로 인체 내부의 주요 장기들을 담고 있는 중요한 뼈대이다. 주요 장기를 받쳐주는 역할을 하며 상체와 하체를 연결한다. (   ) 결합의 축인 엉치뼈는 척추의 끝부분이며 (   )와(과) 다리뼈가 만나는 관절이 고관절이다. 척추가 기둥이라면 (   )은(는) 기둥을 받치고 있는 주춧돌로 흔히 표현된다.

10 오른쪽 사진은 '어깨 열기 자세(파르바타 아사나)'의 잘못된 실행법이다. 잘못된 부분을 동그라미로 표시하고 잘못된 이유와 올바른 실행법을 설명하시오. |5점|

....
....
....
....

11 오른쪽 사진의 자세는 '한 다리 접은 측면 늘이기 (자누 사르사 아사나 변형)'이다. 이 자세를 수행할 때 자극이 오는 부위를 모두 쓰시오.

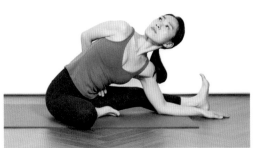

....

....

....

12 다음 중 잘란다라 반다를 실행하는 자세는 무엇인가?

① 시르사 아사나

② 할라 아사나

③ 밧다 코나 A

④ 마리챠 아사나 C

13 웃자이 호흡을 하며 요가 자세를 수행할 때의 주의 사항으로 알맞지 않은 것은 무엇인가?

① 웃자이 호흡을 할 때 초보자들은 간혹 중간에 호흡이 끊기거나 코 고는 소리가 나기도 하는데 이것은 집중에 방해가 되므로 그 즉시 웃자이 호흡을 멈추고 일반적인 호흡을 해야 한다.

② 호흡이 너무 빨라지면 자세 수련 속도도 빨라지고 그로 인해 근육이 긴장하고 부상의 위험이 높아질 수 있으니 주의한다.

③ 보통 들숨을 3초로 하고 날숨도 3초 정도로 하지만 이것은 평균 기준점일 뿐 정답은 아니므로 자신의 능력에 맞추도록 한다.

④ 들숨 혹은 날숨이 4초 이상 너무 길어지면 몸을 늘어지게 하거나 지치게 할 수 있으므로 주의한다.

14 '아래를 향한 개 자세'를 수행할 때 등이 둥글게 말리거나 다리 뒤가 잘 펴지지 않아 어려움을 겪는 경우가 있다. 이때 좀 더 쉽게 자세를 수행하는 방법이 있는데 다음 중 가장 적절한 것은 무엇인가?

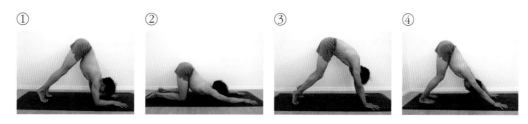

15 '피라미드 자세(파르스보타나 아사나)'를 할 때 가장 올바른 발의 모양과 위치는 무엇인가?

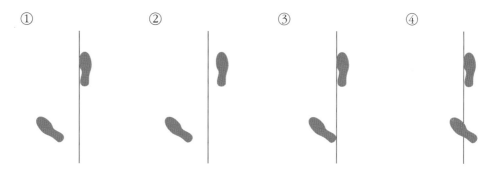

16 하타 요가의 '화환 자세(말라 아사나)'를 꾸준히 수련했을 때 얻을 수 있는 신체적 긍정적 효과로 가장 거리가 먼 것은 무엇인가?

① 생리통이 줄어든다.

② 어깨와 복부 근력이 강화된다.

③ 틀어진 골반의 균형을 맞추는 데 도움이 된다.

④ 골반과 주변 근육이 부드러워진다.

17 '위를 향한 활 자세(우르드바 다누라 아사나)'는 수많은 요가 자세 중에서도 가장 강력한 후굴 자세이다. 이 자세를 수행하는 동안 간혹 허리의 통증을 느끼는 수련자가 있는데 그 이유는 보통 허리 뒤가 경첩처럼 좁게 꺾이기 때문이다. 이 자세를 허리 통증 없이 수행하기 위한 방법으로는 어떤 것들이 있는지 아는 대로 쓰시오.

|5점|

_____

_____

_____

_____

18 다음 사진의 자세를 보고 빈칸을 채우시오.

· 이 자세는 '위로 팔꿈치 잡은 의자 자세'이며 산스크리트 이름은 (　　　　　) 변형이다.

· 앞쪽 갈비뼈와 아랫배를 등 쪽으로 조이고 엉덩이를 뒤로 민다. 여기서 아랫배를 조이는 것을 (　　　　　)(이)라고 부른다.

· 체중을 이 자세의 토대인 (　　　　　) 전체에 고르게 싣고 바닥으로 깊게 누른다.

· 양팔을 머리 뒤로 넘기고 가슴을 편다. 양쪽 날개뼈를 허리 쪽으로 끌어 내려 (　　　　　)와(과) (　　　　　)이(가) 멀어지게 한다.

19 다음 중 현대 요가에 가장 큰 영향을 미친 인도의 요가는 무엇인가?

① 파탄잘리의 요가

② 지혜의 요가

③ 하타 요가

④ 나다 요가

20 이것은 인도 남부 마이소르 지역에서 파타비 조이스가 체계화한 요가로, 독창적인 시스템을 가진 현대 하타 요가의 장르 중 하나이다. 서양의 요가 수련자들이 마이소르를 거쳐 가면서 세계적으로 유명해졌으며 현재는 파타비 소이스의 손사인 샤라스 조이스가 전통을 이어가고 있다. 모두 6개의 시퀀스로 구성되어 있으며, 전 세계적으로 동일한 규칙을 적용하여 수련하는 이 요가의 이름은 무엇인지 아홉 글자로 쓰시오.

....

21 다음 중 '빈야사'에 대한 설명으로 맞지 않는 것은 무엇인가?

① 동작과 호흡의 일치를 가리키는 전문 용어이다.

② 아쉬탕가 요가 수련 시 동작과 동작 사이를 연결하는 일련의 연속 동작이다.

③ 날숨에 차투랑가 단다 아사나, 들숨에 우르드바 무카 스바나 아사나, 날숨에 아도 무카 스바나 아사나를 하고 들숨에 앞으로 돌아가는 식이다.

④ 반드시 점프해서 뒤로 가고 점프해서 앞으로 와야 하는 규칙이 있다.

22 '아도 무카 스바나 아사나'에서 골반과 다리 뒷면이 굳어 있는 수련자는 오른쪽 사진과 같이 등이 둥글게 말린다. 그 상태로 계속 자세를 유지하면 척추에 무리가 올 수 있다. 어떻게 해야 척추에 무리 없이 전신을 스트레칭하는 효과를 줄 수 있을지 설명하시오. |5점|

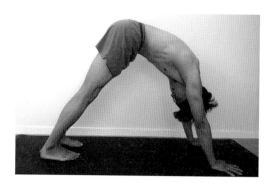

....

....

....

....

23 아쉬탕가 요가 프라이머리 시리즈 스탠딩 시퀀스에서 '웃티다 트리코나 아사나' 다음 순서로 나오는 자세는 무엇인가?

① 파리브르타 트리코나 아사나

② 웃티타 파르스바코나 아사나

③ 프라사리타 파토타나 아사나 A

④ 파르스보타나 아사나

24 한국에서 유행했던 현대 요가 중 수정 요가의 특징은 무엇인가?

① 리드미컬한 움직임과 호흡의 일치에 초점을 맞춘 요가

② 체형 교정과 바른 자세의 중요성을 강조하는 요가

③ 아사나로 몸을 준비한 후 호흡 수련에 집중하는 요가

④ 개인의 상태에 맞춘 섬세한 아사나 수련을 중시하는 요가

25 고전 요가와 핫 요가, 에어리얼 요가를 포함한 현대의 아사나 중심 요가와의 차이점을 아는 대로 쓰시오. | 5점 |

....

....

....

....

26 다음 두 자세에서 공통적으로 스트레칭이 되는 부위는 어디인지 쓰시오.

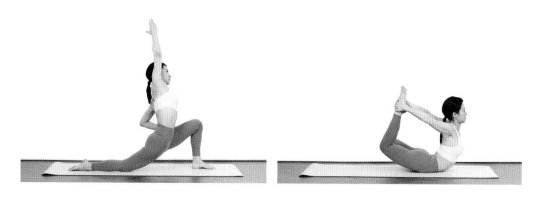

....

27 빈야사 요가에서는 손으로 바닥을 짚은 자세들이 많다. 이때 손바닥이 토대가 되는데 오른쪽 사진의 손바닥에서 어느 부위에 무게를 실어야 하는지 총 세 군데를 동그라미로 표시하시오.

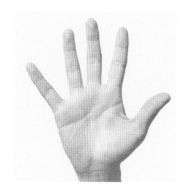

28 빈야사 요가의 장점으로 올바르지 않은 것은 무엇인가?

① 각 자세간 단절이 없기 때문에 수련자의 집중을 높여준다.
② 여러 차례 반복되는 빈야사로 인해 전신 근육의 사용량이 늘어난다.
③ 다른 요가에 비해 신체와 마음의 균형을 잡는 데 탁월한 효과가 있다.
④ 신체가 빠르게 데워져 유연성과 근력이 필요한 자세를 좀 더 쉽게 해낼 수 있다.

29   '위를 향한 활 자세(우르드바 다누라 아사나)'의 토대는 어디인가?

....

30   다음 중 '부장가 아사나'의 실행법으로 가장 적절하지 못한 것은 무엇인가?

① 척추를 위로 길게 늘이는 것이 먼저이며 그 후 몸의 앞면을 바깥쪽으로 크게 확장한 후 뒤로
 젖힌다.

② 허리 아랫부분이 압박되지 않도록 괄약근을 조이고 꼬리뼈를 바닥으로 말아 내린다.

③ 최대한 허리 뒤와 등 뒤를 강하게 조여서 상대적으로 몸의 앞면이 길게 늘어나게 한다.

④ 양쪽 날개뼈를 아래로 낮춰 어깨와 귀를 멀리 떨어뜨린다.

INTERMEDIATE

4회

01   오른쪽 사진은 볼스터 요가에 나오는 '고양이 자세'이다. 어떤 사람에게 이 자세가 필요한가?

① 다리 뒤가 뻣뻣한 경우
② 저혈압이 있는 경우
③ 목 디스크가 있는 경우
④ 어깨와 등이 굽은 경우

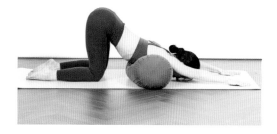

02   '누운 영웅 자세(숩타 비라 아사나)'를 수행한 후 자세를 푸는 방법으로 올바른 것은 무엇인가?

① 누운 상태로 한쪽 엉덩이를 살짝 들고 무릎을 편 후 반대쪽도 동일하게 실행한다.
② 한쪽으로 몸을 돌려 옆으로 누우며 무릎을 편다.
③ 완전히 몸을 일으켜 앉아 한쪽 엉덩이를 살짝 들고 무릎을 편 후 반대쪽도 동일하게 실행한다.
④ 완전히 몸을 일으켜 앉은 후 이마를 바닥에 대고 아기 자세를 실행한다.

03   오른쪽 사진은 블록을 짚은 '비튼 삼각 자세'의 잘못된 실행법이다. 잘못된 부분을 동그라미로 표시하고 잘못된 이유와 올바른 실행법을 설명하시오. | 5점 |

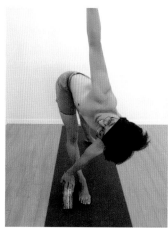

....
....
....
....
....

04 오른쪽 사진은 '묶은 연꽃 자세-측면 늘이기'를 수행 중인 모습이다. 자극이 오는 부위가 어디인 지 쓰시오.

....

....

....

05 의자 요가 시퀀스에서 '한 발 비둘기 자세' 시리즈는 공통적으로 자극되는 부위가 있다. 그 부위에 해당 되지 않는 곳은 어디인가?

① 의자 위에 올린 다리의 허벅지

② 뒤로 뻗은 다리의 허벅지 앞부분

③ 길게 뻗은 양쪽 옆구리

④ 의자 위에 올린 다리의 엉덩이

06 테라피 요가란 무엇이지 설명하시오.

....

....

....

....

07 오른쪽 사진은 '악어 자세-뒷발 잡기' 자세이다. 이 자세를 실행하는 동안 자극되는 부위를 모두 쓰시오.

....

....

....

....

08 오른쪽 사진은 '한 팔 고양이 자세(비달라 아사나)'의 잘못된 실행법이다. 잘못된 부분을 동그라미로 표시를 하고 잘못된 이유와 올바른 실행법을 설명하시오. |5점|

....

....

....

....

09 '누워서 무릎 굽혀 당기기'를 할 때 간혹 목의 힘으로 상체를 들어 올리는 경우가 있는데 이 경우 어디에 힘이 부족해서 오는 잘못된 자세인가?

....

10 다음 빈칸을 채우시오.

(   )은(는) 본디 전통 하타 요가에서 영적 각성을 위해 호흡과 병행하는 수련법이다. 산스크리트로 이것의 의미는 '묶다, 속박하다, 잠그다, 닫다'이며 프라나라고 부르는 신체 에너지를 빠져나가지 않게 하기 위한 잠금 장치이다. (   ), (   ), (   )이(가) 있으며 앞의 세 가지를 결합한 것을 (   )(이)라고 부른다.

11 앉거나 서서 웃자이 호흡을 연습하는 과정을 설명하시오. | 5점 |

....

....

....

....

....

12 아사나에 대한 설명으로 맞지 않는 것은 무엇인가?

① 아사나의 뜻은 산스크리트로 '앉음'이며 고전 요가에서는 명상을 위한 '좌법'이라는 뜻이었다.

② 인도 중세 시기에 나타난 전통 하타 요가에서는 에너지 계발을 위한 호흡, 반다, 무드라 등의 다른 수련법과 병행하는 '체위'라는 의미로 변화됐다.

③ 전통 요가의 일부 문헌에서는 아사나는 신의 몸짓을 의미하며 인간이 할 수 있는 모든 자세를 포함한다고 한다.

④ 아사나는 대부분 동물의 몸짓에서 영감을 받아 탄생된 자세들이기 때문에 인간이 하기에 어렵게 느껴진다.

13 다음은 판차 코샤(다섯층으로 이루어진 몸)이다. 이중 가장 내면적이고 근원적이며, 다른 모든 층을 포함하는 동시에 초월하는 층은 무엇인가?

① 마노마야 코샤

② 프라나마야 코샤

③ 비갸나마야 코사

④ 아난다마야 코샤

14 **오른쪽 사진의 자세에 대한 설명으로 올바르지 못한 것은 무엇인가?**

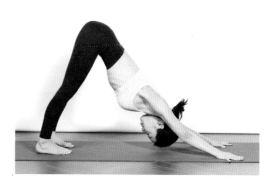

① 아랫배를 조여 허벅지 방향으로 밀고 양손으로 바닥을 단단히 짚은 후 팔을 최대한 길게 편다.

② 손과 발로 바닥을 짚었을 때 좀 더 무게를 실으려 노력해야 하는 곳은 손이다.

③ 손과 발이 전부 바닥을 짚고 있지만 좀 더 무게를 실으려 노력해야 하는 곳은 발이다.

④ 이 자세가 원활히 잘 이루어질 경우 마치 기지개를 켤 때처럼 전신에 개운함을 느낄수 있다.

15 **다음 사진을 보고 빈칸을 채우시오.**

이 자세의 이름은 삼각 자세이며 산스크리트로는 (   )(이)라고 부른다. 양발 사이는 1m 이상 벌리고 오른발을 오른쪽으로 돌린 후 숨을 마시며 양팔을 편다. 숨을 내쉬며 오른쪽으로 상체를 숙인 후 오른손으로 오른발 앞 바닥을 짚고 왼손을 위로 뻗는다. 오른손으로 바닥을 밀어 가슴을 들고 배꼽, 가슴, 시선 순으로 위를 향해 돌린 후 시선은 (   )을(를) 본다.

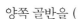

양쪽 골반을 (   )(으)로 밀고 허리부터 정수리까지는 (   )(으)로 길게 늘인다. 오른쪽 골반을 바닥으로 끌어 내리며 앞으로 밀고 상체는 (   )보다 앞으로 쏟아지지 않도록 뒤로 당긴다.

양쪽 날개뼈를 허리 쪽으로 당겨 어깨와 (   )이(가) 멀어지게 하고 (   )을(를) 수축한다.

16 다음 사진 중 '머리 서기(시르사 아사나)'를 하기 위해 양손으로 깍지를 끼고 바닥에 토대를 만드는 과정으로 맞는 것을 고르시오.

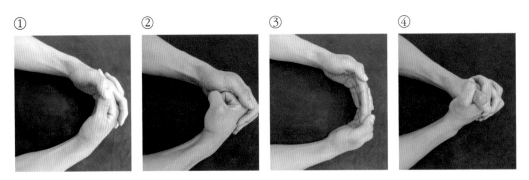

① ② ③ ④

17 오른쪽 사진의 자세는 '한 발 비둘기 자세'를 준비하는 과정이다. 잘못된 부분을 동그라미로 표시하고 잘못된 이유와 올바른 실행법을 설명하시오. | 5점 |

....
....
....
....
....

18 '마리챠 아사나 C'의 실행법 설명 중 맞지 않는 것은 무엇인가?

① 바닥을 지탱하는 토대의 힘을 단단하게 해서 상체로 힘이 과하게 올라가지 않게 한다.

② 몸이 잘 비틀어지기 위해서는 들숨에 최대한 상체를 비틀고 날숨에 척추를 위아래로 늘인다.

③ 부드러운 호흡을 반복하며 그 호흡의 리듬에 맞춰 서서히 비튼다.

④ 숨을 마실 때 척추를 위로 늘이고 몸의 공간을 확장하며 숨을 내쉴 때 비트는 과정을 리듬감 있게 반복한다.

19 오른쪽 사진은 '아래를 향한 개 자세'의 잘못된 실행법이다. 잘못된 부분을 동그라미로 표시하고 잘못된 이유와 올바른 실행법을 설명하시오.

|5점|

....

....

....

....

20 고전 우파니샤드 중 감각 기관을 말에, 몸을 마차에, 마부를 지성에 빗대어 요가를 설명한 것은 무엇인가?

① 《이샤 우파니샤드》

② 《찬도기야 우파니샤드》

③ 《슈베타슈베타라 우파니샤드》

④ 《카타 우파니샤드》

21 다음 중 명상을 꾸준히 수련한 효과가 아닌 것은?

① 감정을 다스려 감정에 휘둘리지 않는다.

② 자신의 신념을 자유롭게 다룰 수 있다.

③ 외부에서 생기는 문제들을 수월하게 해결할 수 있다.

④ 의식적으로 생각하는 것과 무의식적으로 생각하는 것을 점점 일치시킬 수 있다.

22 아쉬탕가 요가 프라이머리 시리즈는 수리야 나마스카라라고 하는 태양 경배 체조를 A는 5회, B는 3회를 반복하고 스탠딩 시퀀스를 한다. 수리야 나마스카라로 시퀀스를 시작하는 이유는 무엇인가?

....

....

....

23 요가 수련 시 발과 손을 올바로 사용하는 것은 가장 기본적인 것이며 부상 예방 차원에서도 매우 중요하다. 발과 손의 어느 지점에 무게를 실어야 하는지 다음 사진에 동그라미로 표시하시오.

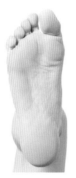 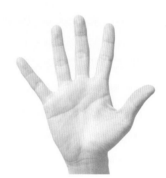

24 오른쪽 사진은 '우르드바 무카 스바나 아사나(위를 향한 개 자세)'이다. 이 자세에 대한 설명으로 맞지 않은 것은 무엇인가?

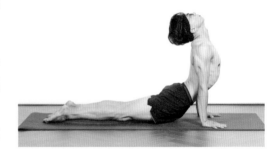

① 숨을 마시며 양손으로 바닥을 강하게 밀고 몸을 위로 들어 올린 후 뒤로 둥글게 젖힌다.

② 팔이 완전히 펴지고 손바닥과 발등을 제외한 몸 앞면 전체가 들려 있다.

③ 양쪽 다리 사이를 꽉 붙이고 몸 뒷면을 강하게 조여야 몸 앞면을 더 늘일 수 있다.

④ 아랫배를 조이고 꼬리뼈는 바닥 방향으로 눌러 허리를 보호한다.

25 이것은 한 자세가 끝나고 다음 자세로 가기 위한 중간 연결 동작들을 말하며 아쉬탕가 요가의 주요 특징이자 구성 요소이기도 하다. 이것은 무엇인가?

26   하타 요가에서 중요하게 여기는 3개의 나디 이름을 쓰시오.

....

27   다음 사진들은 수리야 나마스카라 A의 11가지 동작을 순서 상관없이 섞어 놓은 것이다. 순서에 맞게 번호를 나열하시오. (중복 동작은 같은 번호로 다시 표기 가능하다.)

① 우타나 아사나   ② 사마스티티   ③ 차투랑가 단다 아사나   ④ 우르드바 하스타 아사나

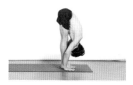 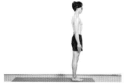 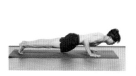 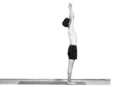

⑤ 아도 무카 스바다 아사나   ⑥ 아르다 웃타나 아사나   ⑦ 우르드바 무카 스바나 아사나

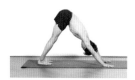 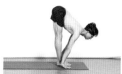 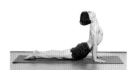

....

28   아쉬탕가 빈야사 요가의 중요한 구성 요소로 알맞지 않은 것은 무엇인가?

① 반다
② 빈야사
③ 유연성
④ 웃자이 호흡

29 《요가수트라》에서 이야기한 요가를 수련하는 궁극적인 목표는 무엇인지 간략하게 쓰시오.

....

....

30 오른쪽 자세의 이름을 한글과 산스크리트 이름
두 가지 모두 쓰시오.

....

....

INTERMEDIATE   5회

01 '활 자세'를 수행할 때 들숨에 상체를 들어 올린 상태에서 날숨에도 높이를 똑같이 유지하기란 매우 어렵다. 이때 부담을 다소 덜 수 있는 방법으로 맞는 것은 무엇인가?

① 숨을 마실 때 상체를 낮추고 숨을 내쉴 때 상체를 더 높이 든다.

② 숨을 마실 때 상체를 조금 더 들고 숨을 내쉴 때 상체가 약간 낮아지게 한다.

③ 처음 들숨에만 상체를 최대한 높이 들고 그 이후는 상체를 좀 더 낮춘 상태로 호흡을 이어간다.

④ 내가 상체를 높이 들 수 있더라도 호흡이 힘들면 상체를 최대한 낮춘 후 호흡한다.

02 다음 빈칸을 채우시오. (앞은 한글 이름, 뒤는 산스크리트 이름)

· 반달 자세 → (   )
· 서서 전굴 자세 → (   )
· 삼각 자세 → (   )
· 피라미드 자세 → (   )

03 '소·고양이 자세(마르자리 아사나)'는 두 가지 자세를 호흡에 맞춰 여러 번 반복하는 척추 분절 운동이자 척추 주변 근육 강화, 이완 운동이다. 이때 양쪽 팔꿈치 아래에 벨트를 어깨너비 간격으로 조절해 끼우고 자세를 실행하게 되면 좀 더 효과적인데, 그 이유는 무엇인가? | 5점 |

....

....

....

....

04   **오른쪽 사진을 보고 묻는 말에 답하시오.**

(1) 이 자세의 한글 이름과 산스크리트 이름
　　두 가지 다 쓰시오.

....

....

(2) 이 자세를 꾸준히 수행했을 때 얻을 수 있
　　는 신체적 효과는 무엇인가?

....

(3) 이 자세를 수행할 때 체중이 가장 많이 실려야 하는 곳은 어디인가?

....

05   요가 자세 수련을 통해 불균형한 몸을 바로잡는 것을 교정 요가라고 한다. 체형 교정은 세분하면 어깨,
등과 허리, 골반, 다리 등으로 나눌 수 있는데 이중 어느 부위의 교정을 선행하는 것이 효과적인가?

....

06   **다음 빈칸을 채우시오. (앞은 한글 이름, 뒤는 산스크리트 이름)**

· 어깨 열기 → (　　　　　　　　　　　)

· 엎드린 휴식 자세 → (　　　　　　　　　　　)

· 다리 자세 → (　　　　　　　　　　)

· 누워서 무릎 펴 당기기 → (　　　　　　　　　　)

---

07 다음 빈칸에 공통적으로 들어갈 말을 쓰시오.

중세 인도에서는 '신체의 연금술'이라고 불리는 전통 (   )이(가) 발전했다. (   )의 문헌에서는 신체적인 수련법들과 요가 생리학이 언급된다. 호흡 수련법을 중요하게 다루었고 아사나의 종류도 과거에 비해 그 수가 늘어났다. (   )의 수행법이나 철학 이론은 이전의 요가(고대 인도 요가)와는 다르게 신체적인 수련이 강조되지만 궁극적인 목표는 이전의 요가와 마찬가지로 자기를 초월하여 영적인 발전을 얻는 것이었다.

08 '편안히 앉은 자세'의 토대에 포함되지 않는 부위는 어디인가?

① 엉덩이 뼈
② 허벅지 아랫면
③ 발등의 앞부분
④ 무릎

09 오른쪽 사진의 자세는 '위로 팔꿈치 잡은 의자 자세(웃타나 아사나 변형)'의 잘못된 실행법이다. 잘못된 부분 두 곳을 찾아 동그라미로 표시하고 잘못된 이유와 올바른 실행법을 설명하시오.

| 5점 |

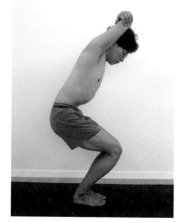

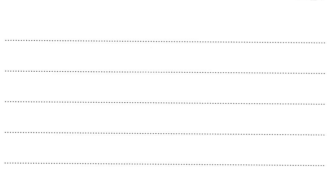

10 오른쪽 사진을 보고 질문에 답하시오. | 5점 |

(1) 이 자세의 이름은 무엇인가? 한글과 산스크리트 이름 모두 쓰시오.

....

....

(2) 이 자세를 수행할 때 스트레칭되는 곳 두 군데를 쓰시오.

....

(3) 이 자세를 꾸준히 수행했을 때 얻을 수 있는 신체적 효과 세 가지를 쓰시오.

....

11 '두루미 자세(바카 아사나)'는 하타 요가 시퀀스에서 가장 강한 복부의 힘을 필요로 한다. 몸을 공중에 들어 올린 후 체중을 유지하는 힘은 바닥을 강하게 미는 팔과 어깨에서 나오지만 엉덩이를 위로 들어 올리는 힘은 복부에서 더 강력하게 나온다. 이 복부의 힘을 산스크리트로 뭐라고 부르는지 쓰시오.

....

12 오른쪽 사진은 '앉은 전굴 자세(파스치모 타나 아사나)'의 잘못된 실행법이다. 잘못된 부분을 동그라미로 표시하고 그 이유와 올바른 실행법을 설명하시오. | 5점 |

....

....

....

....

13 빈야사 요가 시퀀스에서 자세와 자세 사이를 연결하는 움직임을 '빈야사'라고 부른다. 다음 사진들 중에서 이 '빈야사'에 해당되는 자세를 4개 골라 순서대로 나열하시오.

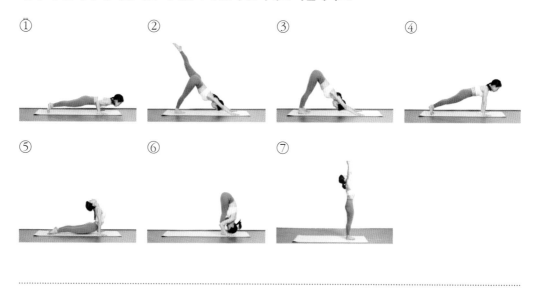

14 요가에 대해 잘못 설명한 것은 무엇인가?

① 요가는 호흡을 중시하며 마음을 다스리는 효과가 있다.

② 과거 인도의 요가와 현대의 요가는 목적이나 접근하는 관점이 다르다.

③ 요가는 인도의 정신 수행 문화에서 출발했다.

④ 인도의 전통 요가는 건강과 체형 교정을 위해 계발된 수련법이다.

15 요가 아사나를 수련할 때 적용하기 좋은 명상법은?

① 소리에 집중하는 명상

② 위빠사나-마음챙김 명상

③ 자비 명상

④ 몰입 방식의 명상

16   하타 요가의 요가 생리학에 등장하는 에너지 센터를 무엇이라고 하는지 쓰시오.

....

17   오른쪽 사진의 '아도 무카 스바나 아사나(아래를 향한 개 자세)'는 빈야사 요가 시퀀스 중 가장 많이 실행하는 자세이다. 올바른 실행법을 3줄 이상 설명하시오.

....

....

....

....

....

....

....

18   다음 글이 설명하는 것이 무엇인지 쓰시오.

> 이것은 아랫배에서부터 복부를 끌어 올리는 수련으로 신체 내부 에너지를 아래에서 위로 끌어 올리는 작용을 한다. 아사나 수련시에는 아랫배 수축의 방식으로 이루어지며 몸을 들어 올리거나 강한 힘이 필요한 아사나를 할 때 강하게 실행하게 된다. 이것이 숙달된 수련자일수록 골반과 하체를 가뿐히 위로 들어 올리는 것이 가능하고 강한 후굴 자세에서도 골반 경사를 조절해줌으로써 부상의 위험도 줄일 수 있다.

....

19 다음 사진의 자세를 보고 빈칸을 채우시오.

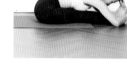

- 이 자세의 이름은 '앉은 전굴 자세'이며 산스크리트로는 (　　　　　　　　)(이)라고 부른다.
- 이 자세에서 가장 자극되는 부위는 (　　　　)(이)다.
- 목을 앞으로 길게 늘여 귀와 어깨를 멀리 두고 (　　　　) 은(는) 뒤로 밀어 반대되는 힘을 적용시킨다.
- 아랫배를 조이고 다리 뒷면과 엉덩이 뼈를 바닥으로 누른다. 여기서 아랫배를 조이는 것을 (　　　　　　　)(이)라고 부른다.

20 오른쪽 사진은 '전사 자세 B'에서 골반이 전방 경사되며 엉덩이가 뒤로 빠지고 상체가 앞으로 기운 잘못된 실행법이다. 그 외에도 한 군데 또 잘못된 곳이 있는데 그곳에 동그라미로 표시하고 잘못된 이유와 올바른 실행법을 설명하시오. | 5점 |

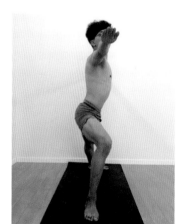

21 다음 웃자이 호흡에 대한 설명 중 알맞지 않은 것은 무엇인가?

① 마실 때 복부가 풍선처럼 팽창되고 내쉴 때 복부가 줄어든다.

② 열을 내어 몸을 데워주며 신체의 불순물을 제거하는 효과가 있다.

③ 반드시 코로 마시고 코로 내쉰다.

④ 호흡 길이와 세기 조절에 용이하고 소리를 들으며 호흡 상태를 확인할 수 있다.

22 오른쪽 사진의 자세를 수행할 때 가장 첫 번째로
확인해야 할 사항은 무엇인가?

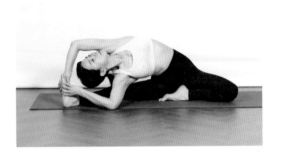

① 가슴이 바닥을 향하지 않도록 천장을 향해
돌린다.

② 옆구리가 최대한 늘어나게 한다.

③ 어깨와 귀가 가깝지 않게 아랫배를 조인
채 날개뼈를 허리 쪽으로 끌어 내린다.

④ 토대가 바닥에서 뜨지 않고 고정되어 있는
지 살핀다.

23 오른쪽 사진의 자세를 수행할 때 자극이 오는 부
위를 두 군데 이상 쓰시오.

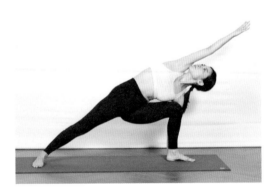

....

....

24 다음 중 전통 하타 요가에서 강조하는 호흡 수련은 무엇인가?

① 쿰바카

② 카팔라바티

③ 복식 호흡(횡격막 호흡)

④ 웃자이 호흡

25 현대 요가가 일반 운동들과 확연히 구분되는 특성으로 맞는 것은 무엇인가?

① 자기 자신의 몸을 최대치로 늘여서 유연성을 끊임없이 끌어 올리는 특성

② 자세를 얼마나 잘하느냐는 것보다 자기 자신에게 의식을 집중하고 지금 여기에서, 내가 무엇을 느꼈느냐를 가장 중요하게 여기는 특성

③ 호흡법을 골고루 배워서 정적인 움직임으로도 심폐지구력을 최대치로 끌어 올릴 수 있다는 특성

④ 몸을 가능한 한 다양한 방향으로 움직여 몸의 가동 범위를 최대한 넓혀 젊음을 유지하게 한다는 특성

26 오른쪽 사진의 자세를 실행했을 때 가장 자극이 강하게 오는 부위가 어디인지 쓰시오.

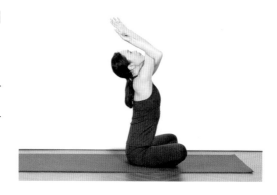

....

....

27 골반 교정 요가의 '양쪽 다리 포갠 자세-전굴'에서 최대한 상체를 숙이고 내려간 후 무게 중심을 둬야 하는 곳은 어디인가?

① 엉덩이

② 바닥을 짚은 손

③ 바닥을 누르는 발날

④ 아랫배

28 골반 교정 요가의 '반비틀기 자세(아르다 마첸드라 아사나)'에서 바닥을 누르며 척추를 더 곧게 세워주고 주춧돌 역할을 하는 토대가 어디인지 세 군데를 쓰시오.

....

29 다음은 블록을 무릎 사이에 끼운 '다리 자세(칸다라 아사나)'를 실행하는 과정이다. 맞지 않는 설명은 무엇인가?

① 양발을 골반 너비로 벌리고 무릎 사이에 블록을 끼운다. 양팔을 펴 몸 옆에 붙이고 손바닥으로 바닥을 짚는다.

② 어깨와 귀가 멀어지게 하고 숨을 마시며 손과 발로 바닥을 밀어 골반을 위로 들어 올린다.

③ 어깨를 뒤로 젖히고 목 뒷면으로 바닥을 민다. 아랫배를 조인 후 골반부터 무릎까지 길어지게 한다고 생각한다.

④ 양쪽 무릎 안쪽으로 블록을 꾹 누르며 엉덩이 근육을 수축한다.

30 하타 요가와 빈야사 요가의 수련 방식의 가장 큰 차이점이 무엇인지 간단하게 설명하시오.

....

....

....

....

INTERMEDIATE

01 블록 요가의 '고양이 자세', '낮은 승마 자세', '물고기 자세'를 할 때 공통적으로 스트레칭되는 부위는 어디인가?

① 허벅지

② 가슴

③ 어깨

④ 골반

02 '양손 든 메뚜기 자세(살라바 아사나 변형)'는 양쪽 다리 사이에 블록을 끼고 양손으로 블록을 잡아 앞으로 뻗은 후 마치 슈퍼맨처럼 팔다리를 전부 들어 올리고 유지하는 자세이다. 이 자세를 통해 얻을 수 있는 효과로 틀린 것은 무엇인가?

① 온몸에 혈액 순환이 되어 머리가 맑아진다.

② 허리와 등 근육이 강화된다.

③ 엉덩이에 탄력이 생기고 다리 사이에 힘이 생긴다.

④ 굽은 어깨와 가슴이 펴진다.

03 요가 수련 시 자세 수행을 모두 마친 후 마지막에는 휴식을 취하는 '송장 자세(사바 아사나)'를 하며 수련을 마무리 한다. '송장 자세'를 실행하는 방법을 설명하시오.

04 오른쪽 사진은 '앉은 전굴 자세(파스치모타나 아사나)'의 잘못된 실행법이다. 잘못된 부분을 동그라미로 표시하고 잘못된 이유와 올바른 실행법을 설명하시오. |5점|

....

....

....

....

....

05 다음 중 의자 요가 시퀀스에서 골반이 움직이는 방향이 다른 한 가지 자세는 무엇인가?

① 한 발 비둘기 자세-후굴

② 삼각 자세

③ 위를 향한 개 자세

④ 춤의 왕 자세

06 테라피 요가란 무엇이지 설명하시오.

....

....

....

....

07 '양쪽 다리 포갠 자세-전굴'에서 올바른 발의 위치는 어디인가?

①   ②   ③   ④

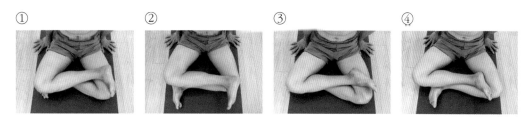

08 '박쥐 자세-전굴'에서 척추가 둥글게 말리며 골반을 앞으로 굽히지 못하는 수련자의 경우 도구를 사용하거나 쉬운 옵션으로 자세를 수행할 수 있도록 돕는 것이 좋다. 다음 중 올바르지 않은 방법은 무엇인가?

① 담요를 두툼하게 접어 엉덩이 아래에 받친다. 엉덩이를 높이면 골반을 좀 더 수월하게 앞으로 굽힐 수 있게 된다.

② 무릎을 살짝 굽히고 발뒤꿈치로 바닥을 눌러 고정한다. 다리 안쪽의 당김이 줄어들어 척추를 바르게 펼 수 있게 된다.

③ 앞으로 상체를 많이 숙이는 것이 목표가 아니므로 준비 자세에서 최대한 척추를 펴고 다리 안쪽의 당김을 바라보며 호흡한다.

④ 혼자의 힘으로 안 될 때는 교사가 등 뒤에서 손으로 강하게 눌러주며 앞으로 상체를 숙일 수 있도록 최대한 돕는다.

09 '무릎 구부린 코브라 자세'를 최대한 깊게 실행하면 허벅지 안쪽부터 골반 앞을 지나 가슴까지 길게 늘어나며 자극된다. 이때 상체가 뒤로 젖혀지며 허리에 통증이 올 수 있는데 허리를 보호하기 위해 할 수 있는 방법은 무엇인가?

10 **'목 돌리기'에 대한 실행법으로 올바르지 않은 것은 무엇인가?**

① 목을 회전할 때 어깨가 딸려가지 않도록 어깨를 바닥으로 끌어 내린다.

② 목을 길게 늘이며 천천히 해야 목에 무리를 주지 않을 수 있다.

③ 목 돌리는 속도를 빠르게 하면 스트레칭의 효과가 없고 목을 삐끗할 수 있으니 주의한다.

④ 일자목, 목 디스크의 경우 최대한 원을 크게 그리며 스트레칭하면 목 근육의 이완 효과가 있다.

11 **'비스듬한 어깨 서기(비파리타 카라니)', '어깨 서기(살람바 사르방가)', '쟁기 자세(할라 아사나)'는 수행하는 동안 체중을 싣는 곳이 상당히 중요하다. 세 자세의 체중을 싣는 곳은 모두 동일한데 그곳이 어디인지 쓰시오.**

....

12 **다음 글을 읽고 질문에 답하시오.**

> 아기 자세에서 시작한다. 양손을 어깨너비로 벌려 머리 옆에 짚는다. 아랫배를 조이고 발등을 펴 바닥을 지그시 누른다. 숨을 마시며 엉덩이를 들고 등을 둥글게 말아 정수리를 바닥에 댄다. 손으로 바닥을 단단히 짚고 몸 전체를 앞뒤로 움직여 정수리를 바닥에서 5회 굴린다. 이때 호흡은 자연스럽게 들숨과 날숨을 반복한다. 정수리를 바닥에 댄 중립 상태에서 양손을 등 뒤로 가져가 깍지를 끼고 들숨에 양손을 위로 들어 올리며 팔을 편다. 날숨에 어깨를 뒤로 밀며 머리 뒤쪽으로 양팔을 좀 더 젖힌다. 5회 호흡한 후 내쉬며 웅크린 자세로 돌아가 손을 풀고 아기 자세로 쉰다.

(1) 이 자세의 이름을 한글과 산스크리트로 쓰시오.

....

(2) 어떤 질환이 있는 경우에 이 자세를 수행하면 안 되는지 한 가지만 쓰시오.

....

13 다음 글이 설명하는 것이 무엇인지 쓰시오.

> 전통 하타 요가에서는 프라나를 큰 새에 비유해 이것과 호흡 수련을 병행할 때 '큰 새가 나는 것'으로 표현한다. 이것은 신체 내부 에너지를 아래에서 위로 끌어 올리는 작용을 한다. 아쉬탕가 요가에서는 이것을 '아랫배를 조인다'라고 표현하기도 한다. 비교적 쉬운 자세에서는 아랫배를 허리 쪽으로 수축하는 정도로 조절하고 몸을 들거나 힘을 내야 하는 자세를 할 때는 이것을 좀 더 강하게 실행해서 복부 전체를 등 쪽으로 깊게 수축한 후 위쪽으로 끌어 올린다.

14 이것은 요가 자세를 수행할 때 고개를 숙여 턱을 쇄골 사이로 당겨 눌러주는 방법으로 '잠근다'라는 의미이다. 이것의 이름을 쓰고 어떤 역할을 하는지 간단히 설명하시오.

15 다음 중 웃자이 호흡에 대한 설명으로 맞지 않는 것은 무엇인가?

① 아쉬탕가 빈야사 요가의 체계를 구축한 파타비 조이스는 웃자이 호흡을 매우 강조한다.
② 웃자이 호흡은 열을 내 몸을 따뜻하게 데워주고 신체 안의 불순물을 제거하는 효과가 있다.
③ 성문을 수축하여 호흡이 들어가고 나가는 통로를 조절해 호흡의 길이를 늘일 수 있다.
④ 소리를 크게 낼 수 있어서 옆의 수련자에게도 호흡의 리듬을 잃지 않게 도움을 줄 수 있다.

16 웃자이 호흡의 큰 특징들 중 목에 있는 성문을 조여 호흡을 할 때 소리를 내는 방법이 있는데 소리를 내는 이유로 적합하지 않은 것은 무엇인가?

① 일정한 호흡 소리 리듬에 맞춰 몸을 움직이며 내적으로 집중하는 데 도움을 받는다.

② 숨의 길이를 길게 늘일 수 있다.

③ 성대 근육을 지속적으로 마찰시켜 강화시키는 데 도움이 된다.

④ 자세에 따라 숨이 한 번에 많이 들어오거나 갑자기 빠져나갈 수 있는데 성문을 조여 이것을 예방한다.

17 다음 중 차크라를 잘못 설명한 것은 무엇인가?

① 본능 및 욕망의 수준과 관계된다.

② 서양 해부학으로는 신경총을 가리킨다.

③ 개인의 감정과 이상은 차크라 수준에 따라 달라진다.

④ 차크라가 위치한 부위의 장기 작용에 영향을 준다.

18 비트는 자세에 대한 설명으로 적절하지 않은 것은 무엇인가?

① 들숨에는 척추를 더 늘이고 몸통을 확장하며 날숨에 좀 더 깊게 비튼다.

② 많이 비틀고 싶다면 몸 전체 근육에 평소보다 더 강한 힘을 주고 호흡도 더 강하게, 그러나 부드럽게 시도한다.

③ 호흡의 리듬에 맞춰 몸이 따라가는 느낌으로 움직인다면 비틀기가 좀 더 수월해진다.

④ 토대는 바닥을 단단히 누르고 비트는 동안 상체 근육과 어깨에 힘을 뺀 채 부드럽게 회전한다.

19 '아기 자세(발라 아사나)'는 휴식을 취하는 포즈이다. 이마를 바닥에 대고 엉덩이를 발뒤꿈치에 닿게 한 후 양쪽 어깨와 팔을 바닥으로 툭 떨구고 몸에 힘을 뺀 채 편히 이완한다. 이때 간혹 엉덩이가 공중에 살짝 들리며 이마로 무게 중심이 쏠아지거나 이마가 바닥에 낳지 않는 경우가 있다. 그 이유로 맞지 않는 것은 무엇인가?

① 허벅지 앞면이 굳어 있어서

② 고관절이 굳어 있어서

③ 몸통의 두께가 두꺼워서

④ 허벅지 뒷면이 굳어 있어서

20 오른쪽 사진은 벨트 요가에 나오는 '반박쥐 자세-측면 늘이기'의 잘못된 실행법이다. 잘못된 부분을 동그라미로 표시하고 잘못된 이유와 올바른 실행법을 설명하시오. |5점|

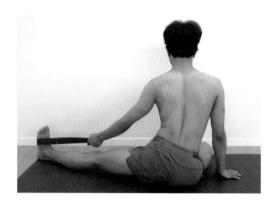

....

....

....

....

....

21 다음 사진들의 자세를 수행한 후에 뒤에 나올 자세로 가장 적절한 것은?

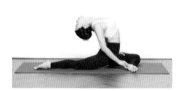 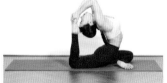 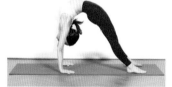

① 비틀기 자세

② 전굴 자세

③ 송장 자세

④ 복부 강화 자세

22 왼쪽 사진의 자세와 오른쪽 자세 이름을 올바르게 연결하시오.

① 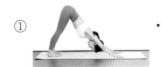   •   • ① 아도 무카 스바나 아사나

② 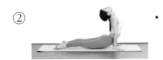   •   • ② 웃타나 아사나

③ 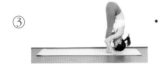   •   • ③ 차투랑가 단다 아사나

④ 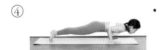   •   • ④ 우르드바 무카 스바나 아사나

23 오른쪽 사진은 '아래를 향한 개 자세'의 잘못된 실행법이다. 잘못된 부분을 동그라미로 표시하고 잘못된 이유와 올바른 실행법을 설명하시오.

| 5점 |

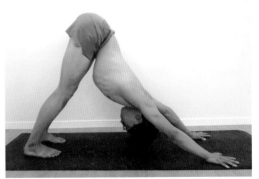

....

....

....

....

....

24 오른쪽 사진의 자세는 '전사 자세 A'의 잘못된 실행법이다. 잘못된 부분을 동그라미로 표시하고 잘못된 이유와 올바른 실행법을 설명하시오.

|5점|

....

....

....

....

....

25 '위를 향한 활 자세(우르드바 다누라 아사나)'를 실행하는 과정을 설명하시오. |5점|

....

....

....

....

....

....

26 다음 중 《요가수트라》에서 강조하는 수행 실천법은 무엇인가?

① 체위로서의 아사나 수련법

② 정신을 하나의 대상에 집중하는 명상 수련법

③ 소리의 느낌과 합일하는 만트라 수련법

④ 쿤달리니 각성을 위한 호흡과 반다, 무드라 수련법

27 오른쪽 사진은 '사마스티티(산 자세)'이다. 올바른 실행법을 세 줄
이상 설명하시오.

....

....

....

....

....

28 스탠딩 시퀀스(선 자세 시퀀스)에서 우리 몸의 토대, 곧 뿌리가 되는 곳은 어디인가?

① 발

② 손

③ 골반

④ 척추

29 아쉬탕가 요가의 '웃티타 하스타 파당구쉬타 아사나 B(한 발 든 균형 자세 B)'는 좌우로 펼치는 힘의 균
형이 잘 맞아 떨어져야 흔들리지 않을 수 있다. 쉽지 않은 자세이므로 많은 수련자들이 흔들리거나 서
서 유지하지 못하는 경우가 많다. 그런 경우 여러 가지 옵션을 주거나 교사가 도움을 줄 수 있는데, 그
방법으로 적절하지 못한 것은 무엇인가?

① 고개를 한쪽으로 돌리는 것이 어렵게 느껴질 수 있으므로 정면을 응시하라고 말해준다.

② 아직 할 단계가 아니니 자세를 풀고 서서 쉬라고 안내해준다.

③ 교사가 뒤에 서서 손가락으로 양쪽 어깨를 살짝 잡아 균형 잡는 것을 도와준다.

④ 들어 올린 다리를 굽혀서 손으로 무릎을 잡으라고 안내해준다.

30 **오른쪽 사진의 자세는 '웃카타 아사나(의자 자세)'이다. 이 자세를 수련했을 때 얻는 효과로 가장 알맞은 것은?**

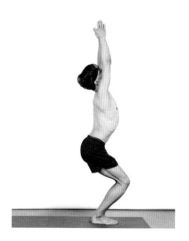

① 척추 근육과 하체 근력이 강화되고 몸통 중심부의 힘이 단련된다.

② 심폐 기능이 향상된다.

③ 유연성이 전체적으로 좋아진다.

④ 집중력이 향상된다.

모의고사

ADVANCED

1~6회

ADVANCED

01 현대 요가의 특징과 수련의 궁극적인 목적에 대해 설명하시오.

....

....

....

....

....

02 '코브라 자세'와 '활 자세'를 할 때 공통적으로 늘어나는 몸의 부위가 아닌 곳은 어디인가?

① 허벅지 앞부분

② 배

③ 골반 앞부분

④ 어깨

03 다음 빈칸을 채우시오. (앞은 한글 이름, 뒤는 산스크리트 이름)

· 반달 자세 → (   )

· 서서 전굴 자세 → (   )

· 삼각 자세 → (   )

· 피라미드 자세 → (   )

04 테라피 요가에 대한 설명으로 가장 적절한 것은?

① 테라피 요가는 깊은 호흡법을 통해 전신 순환을 이끌어내 질병을 예방한다.

② 테라피 요가는 신체적 통증, 특히 근골격계 통증을 경감시키고 예방하는 것에 주안점을 둔다.

③ 테라피 요가는 신경계통을 자극시켜 통증을 경감시키는 데 주안점을 둔다.

④ 테라피 요가는 깊은 호흡과 명상을 통해 스트레스를 예방하고 해소시키는 데 주안점을 둔다.

05 벨트 요가의 '누운 나비 자세'를 할 때 벨트로 발과 골반의 간격을 고정시키는 이유는 무엇인가?

....

....

....

....

06 고대 인도 요가와 현대 요가의 아사나는 개념이 매우 다르다. 아사나의 개념이 어떻게 다른지 그 차이를 간단히 쓰시오. | 5점 |

....

....

....

....

07 다음 중 잘란다라 반다가 적용되는 자세는 무엇인가?

① 시르사 아사나

② 할라 아사나

③ 밧다 코나 아사나 A

④ 마리챠 아사나 C

08 물라 반다의 효과로 맞지 않는 것은 무엇인가?

① 위로 새어나가는 에너지를 봉인하여 영적인 각성을 이루게 돕는다.

② 자세 수행 시 중심에서 에너지를 잡아주고 사지로 뻗어 나가는 힘을 조절해 부상을 줄인다.

③ 스트레칭 자세를 할 때 감각을 극대화시킨다.

④ 골반 신경을 자극시켜 비뇨기계나 배설기계의 문제 해결을 돕는다.

09 앉거나 서서 웃자이 호흡을 연습하는 과정을 자세히 설명하시오. | 5점 |

....

....

....

....

....

....

10 다음 사진들에 해당하는 자세의 산스크리트 이름을 쓰시오.

(1)　　　　　(2)　　　　　(3)　　　　　(4)

....　.................　.................　.................

....　.................　.................　.................

11 한글 이름과 그에 맞는 산스크리트 이름을 선으로 연결하시오.

① 비튼 삼각 자세　　　•　　　　　•　① 프라사리타 파도타나 아사나

② 발 넓게 벌린 전굴 자세　•　　　　　•　② 안자네야 아사나

③ 낮은 승마 자세　　　•　　　　　•　③ 파리브르타 트리코나 아사나

④ 옆 판자 자세　　　　•　　　　　•　④ 바시스타 아사나

12 아쉬탕가 요가 프라이머리 시리즈는 총 3개의 시퀀스로 구분되어 있다. 그 3개에 해당되지 않는 것은 무엇인가?

① 시티드 시퀀스

② 백밴딩 시퀀스

③ 스탠딩 시퀀스

④ 피니싱 시퀀스

13 오른쪽 자세는 '웃타나 아사나'의 잘못된 실행법이다. 잘못된 부분을 동그라미로 표시하고 잘못된 이유와 올바른 실행법을 설명하시오. |5점|

....

....

....

....

....

14 다음 자세들 중 드리스티(응시점)가 다른 하나는 무엇인가?

① 사마스티티(산 자세)

② 우르드바 무카 스바나 아사나(위를 향한 개 자세)

③ 아도 무카 스바나 아사나(아래를 향한 개 자세)

④ 웃타나 아사나(서서 전굴 자세)

15 웃카타 아사나의 드리스티(응시점)는 엄지손가락이다. 이때 목 뒤쪽의 통증이나 불편함으로 인해 힘들어하는 수련자들이 많은데, 그 원인으로 가장 적합하지 않은 것은 무엇인가?

① 목 근력이 약해서

② 어깨와 귀가 너무 가깝게 붙어 있어서

③ 몸 중심(복부)의 힘이 약해서

④ 팔을 제대로 힘있게 뻗지 못해서

16 다음 자세들 중 웃디야나 반다가 가장 강력하게 실행되는 자세는 무엇인가?

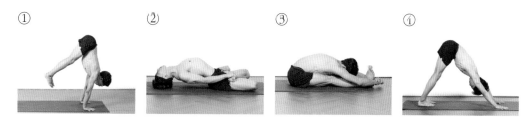

① ② ③ ④

17 오른쪽 사진은 아쉬탕가 요가 시티드 시퀀스의 '아르다 밧다 파드마 파스치모타나 아사나'를 만드는 과정의 한 부분이다. 이 사진에 대한 설명으로 가장 적절한 것은 무엇인가?

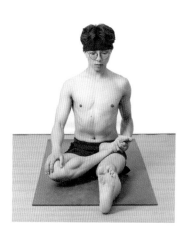

① 오른발을 양손으로 잡아 높이 들고 배꼽 근처로 당긴다.

② 오른쪽 발가락을 왼쪽 허리 밖으로 나오게 하고 왼손으로 오른발을 고정한 후 오른팔을 뒤로 돌려 오른쪽 엄지발가락을 잡는다.

③ 오른쪽 무릎과 발등을 최대한 강하게 비틀어 자극한다.

④ 왼손으로 오른발을 잡아 발뒤꿈치를 아랫배에 닿게 하고 오른쪽 고관절을 밖으로 회전시켜 오른쪽 무릎을 바닥 앞으로 내린다. 이때 발바닥은 위를 향한다.

18 '자누 시르사 아사나 C'를 수행할 때 주의 사항으로 맞는 것은 무엇인가?

① 발뒤꿈치가 아랫배를 자극하므로 장이 약한 수련자는 수행하지 않는다.

② 무릎 관절염이 있다면 수행하지 않고 쉬거나 다른 자세로 대체한다.

③ 다리 뒤가 뻣뻣한 수련자는 부상의 위험이 있으니 쉬어간다.

④ 무릎을 가장 먼저 비틀고 그 다음 고관절, 발목 순으로 비틀어야 한다.

19 다음 사진을 보고 빈칸을 채우시오.

이 자세의 한글 이름은 '어깨 압박 자세'이며 산스크리트로 (   )(이)라고 부른다. 팔꿈치와 손목의 각도는 90도가 되도록 노력하고 턱이나 이마를 바닥에 놓는다. (   )을(를) 뒤로 밀고 가슴과 턱을 앞으로 뻗어 서로 반대로 향하는 힘을 통해 균형을 잡는다.
양발이 팔 뒤로 들어가 바닥에서 떠 있게 하고 아랫배와 괄약근을 강하게 조인다. 이때 (   ) 반다를 좀 더 분명하게 느낄 수 있다. 깊게 (   )회 호흡하며 드리스티는 (   )(이)다.

20 '우파비스타 코나 아사나 A'의 드리스티로 맞는 것은 무엇인가?

① 하스타 그라이
② 파다요라 그라이
③ 브루마디야
④ 나사 그라이

21 요가에 대해 잘못 설명한 것은 무엇인가?

① 요가는 호흡을 중시하며 마음을 다스리는 효과가 있다.
② 과거 인도의 요가와 현대의 아사나 중심 요가는 수련 목적이나 접근하는 관점이 다르다.
③ 요가는 인도의 정신 수행 문화에서 출발했다.
④ 인도의 전통 요가는 건강과 체형 교정을 위해 계발된 수련법이다.

22 인도에서 가장 오래되었으며 제의식과 종교, 철학을 담고 있는 문헌은 무엇인가?

① 베다
② 고전 우파니샤드
③ 마하바라타
④ 요가수트라

23 빈칸에 공통으로 들어갈 알맞은 말을 쓰시오.

> 탄트라는 기존의 (   )을(를) 영혼을 속박하는 족쇄로 여기던 고행주의 전통에
> 반발하여 (   )을(를) 신이 머무는 신전으로 여기는 사상을 발전시켰다.

24 《요가수트라》의 요가를 수련하는 ① 궁극적인 목표가 무엇인지, ② 그것을 이루기 위해 권장하는 요가가 무엇이며, ③ 특히 어떤 실천법이 강조되는지 쓰시오. | 5점 |

....

....

....

....

25 전통 하타 요가에서 가장 핵심적으로 여기는 수련이 아닌 것은 무엇인가?

① 호흡 조절
② 무드라
③ 반다
④ 아사나

26 다음 중 판차 코샤(다섯 층으로 이루어진 몸)의 연결이 잘못된 것은 무엇인가?

① 비갸나마야 코샤—감각의 층
② 안나마야 코샤—음식으로 이루어진 층
③ 마노마야 코샤—마음의 층
④ 프라나마야 코샤—생명력의 층

27 다음 중 하타 요가의 초기 형태인 나타파의 시조로 알려진 이는 누구인가?

① 바시슈타

② 크리슈나

③ 샹카라

④ 고락샤

28 다음 중 하타 요가의 무드라가 아닌 것은 무엇인가?

① 비파리타 카라니

② 반다

③ 결가부좌

④ 샥티찰라나

29 《하타 프라디피카》에서 요가를 하기에 앞서 권장하지 않는 것은 무엇인가?

① 조용하며 추위와 더위의 피해가 없는 곳을 수련 장소로 선택한다.

② 아힘사를 실천한다.

③ 단식을 주기적으로 실천한다.

④ 맑고 영양이 풍부한 식품을 섭취한다.

30 프라티야하라를 실천해야 하는 이유에 대해 쓰시오. | 5점 |

....

....

....

....

ADVANCED

01 요가와 필라테스는 둘 다 몸을 단련시켜 건강과 균형을 찾아주지만 목적에는 확실한 차이가 있다. 그 차이를 두 줄 이상 설명하시오.

....

....

....

....

02 '양손 든 메뚜기 자세(살라바 아사나 변형)'는 양쪽 다리 사이에 블록을 끼고 양손으로 블록을 잡아 앞으로 뻗은 후 마치 슈퍼맨처럼 팔다리를 다 들어 올리고 유지하는 자세이다. 이 자세를 통해 얻을 수 있는 효과로 틀린 것은 무엇인가?

① 온몸에 혈액 순환이 되어 머리가 맑아진다.

② 허리와 등 근육이 강화된다.

③ 엉덩이에 탄력이 생기고 다리 사이에 힘이 생긴다.

④ 굽은 어깨와 가슴이 펴진다.

03 오른쪽 사진은 엉덩이가 뒤로 빠지고 허리가 뒤로 젖혀진 잘못된 '산 자세'이다. 현재 골반의 상태를 맞게 표현한 것은 무엇인가?

① 골반이 후방 경사된 상태

② 골반이 중립을 이룬 상태

③ 골반이 전방 경사된 상태

④ 골반이 뒤틀린 상태

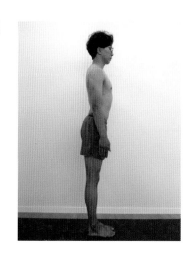

04 다음은 벨트를 사용한 '앉은 전굴 자세(파스치모타나 아사나)'를 실행할 때 몸을 쓰는 방법을 설명한 것이다. 빈 칸을 채우시오.

> 양쪽 다리를 곧게 펴고 앉아 (   )에 벨트를 걸고 양손으로 벨트를 잡는다.
> 숨을 마시며 가슴을 들어 올리고 척추를 곧게 편 후 숨을 내쉬며 상체를 앞으로 숙인다.
> 이때 등을 구부리는 것이 아니라 (   )을(를) 앞으로 굽혀야 한다. 팔꿈치를
> 구부려 벨트를 당긴다. 어깨는 (   )와(과) 멀어지도록 뒤로 당기고, 발뒤꿈
> 치는 (   )(으)로 밀고 엉덩이는 (   )(으)로 민다.
> 양쪽 허벅지를 수축해 무릎을 곧게 펴고 다리 뒤를 (   )(으)로 누른다. 발끝
> 을 몸 쪽으로 당겨 엉덩이부터 아킬레스건을 지나 발바닥까지 몸의 뒤쪽을 길게 늘인다.

05 '호랑이 자세'는 들숨에 한 다리를 뒤로 뻗으며 가슴과 머리를 위로 젖히고 날숨에 그 무릎을 이마로 붙여 등을 위로 말아 올리고 복부를 수축하는 반복 자세이다. 들숨에 한 다리를 뒤로 뻗으며 가슴을 위로 젖힐 때 간혹 허리에 통증이 오는 경우가 있는데, 이때 어떻게 하면 허리 통증이 오지 않게 할 수 있는지 설명하시오.

....

....

....

....

06 다음 중 고대 인도의 파탄잘리 요가에 대한 설명으로 적합하지 않은 것은 무엇인가?

① 고대 인도 사회 특유의 영적인 사상을 기반으로 발생한 철학이자 수행법이다.

② 삶과 죽음으로 이루어진 '윤회의 고리'에서 벗어나 정신적 해방을 이루는 것을 목표로 한다.

③ 생로병사와 희로애락에서 벗어나기 위한 수행 방법은 깊은 명상을 통한 자기 초월이다.

④ 이 당시 가장 중시되고 대표적인 수행법은 호흡법이었다.

07 다음 자세들이 공통으로 행하고 있는 2개의 반다는 무엇인지 쓰시오.

> 할라 아사나, 살람바 사르방가 아사나, 파드마 아사나, 밧다 코나 아사나 B

08 웃자이 호흡(ujjayi pranayama)은 '승리자의 호흡' 또는 '승리 호흡' 이라는 뜻이다. 이 호흡을 하는 방법과 특징을 설명하시오.

| 5점 |

09 다음 중 골반의 움직이는 방향이 다른 한 가지 자세는 무엇인가?

①   ②   ③   ④

10 이것은 파탄잘리가 당시 알려진 여러가지 요가 수련법과 이론들을 집대성한 것으로 아사나를 언급한 가장 오래된 문헌이다. 아쉬탕가 요가뿐 아니라 현대 요가를 전파하는 대부분의 요가 단체들 사이에서도 이것이 가지는 권위와 의미는 막강하다. 이것은 무엇인가?

11 아쉬탕가 요가의 '파당구쉬타 아사나'와 '파다 하스타 아사나'는 스탠딩 시퀀스의 첫 번째 순서로 서서 몸을 앞으로 굽히는 전굴 자세이다. 두 자세에 대한 설명 중 맞지 않는 것은 무엇인가?

① 이 두 자세는 고관절의 움직임이 부드러워야 쉽게 접근할 수 있다.

② 몸이 잘 숙여지지 않을 경우 손으로 발을 최대한 강하게 잡아당기는 것이 좋다.

③ 만약 척추가 둥글게 말린다면 무릎을 굽혀서라도 척추를 곧게 펴고 다리 뒤에 적당한 자극을 준다.

④ 드리스티(응시점)는 코끝이다.

12 다음 글을 읽고 마지막 문장의 '아치 모양의 공간'이 선 자세 수련에서 어떤 역할을 하는지 설명하시오.

| 5점 |

> 발바닥 사용법: 발가락을 최대한 펴서 양쪽 엄지발가락을 붙이고 선다. 이때 두 번째 발가락이 정면을 향하고 양쪽 발뒤꿈치를 살짝 떨어뜨려 놓으면 양발이 11자로 편하게 선 상태가 된다. 바닥에 놓인 발바닥의 세 꼭짓점에 힘을 고르게 준 뒤 부드럽게 바닥을 움켜쥐면 발바닥 안에 아치 모양의 공간이 뜬다.

13 오른쪽 사진은 '마리챠 아사나 C'의 잘못된 실행법이다. 잘못된 부분을 동그라미로 표시하고 잘못된 이유와 올바른 실행법을 설명하시오.

| 5점 |

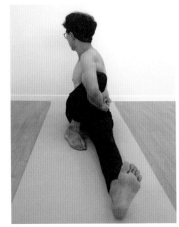

14 '웃티타 파르스코나 아사나'에서 드리스티(응시점)는 위로 뻗은 손이다. 이때 목의 통증을 호소하는 경우가 있는데 교사의 올바른 지도법으로 맞지 않는 것은 무엇인가?

① 윗등을 허리 쪽으로 끌어 내려 어깨와 귀를 멀리 두었는지 확인한다.

② 복부를 단단히 조였는지 확인하고 가능한 만큼만 고개를 젖히게 한다.

③ 꼭 손을 봐야 하는 것은 아니므로 고개를 편하게 하고 정면을 보게 한다.

④ 인내하면 목 근력이 강해질 것이라고 용기를 불어넣어준다.

15 '파르스보타나 아사나(피라미드 자세)'를 할 때 가장 올바른 양발의 모양과 위치는 무엇인가?

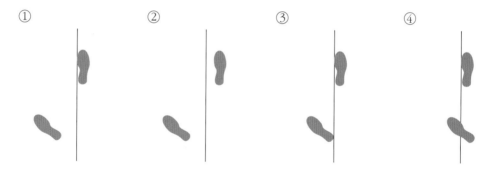

16 아쉬탕가 요가에서 시티드 시퀀스의 첫 번째 자세는 '단다 아사나'이다. '단다 아사나'에 대한 설명으로 맞지 않는 것은 무엇인가?

① 양손으로 엉덩이 옆 바닥을 강하게 누르고 척추를 위로 길게 늘이며 가슴을 들어 올린다.

② 이 자세는 잘란다라 반다, 물라 반다, 웃디야나 반다 세 가지를 동시에 실행한다.

③ 이 자세를 통해 자신의 골반 상태가 어떤지 유추해볼 수 있다.

④ 최대한 다리를 강하게 펴 발뒤꿈치가 바닥에서 살짝 들리게 한다.

17 아쉬탕가 요가에서 '웃카타 아사나'가 끝나면 다음 자세로 가기 위한 움직임 '빈야사'가 나온다. 각 사진 아래에 올바른 호흡을 쓰시오. (예: 들숨, 날숨)

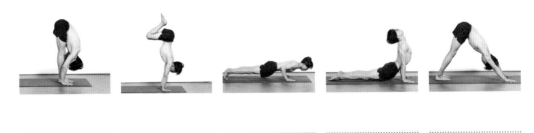

....

18 오른쪽 사진의 '자누 시르사 아사나 B'를 실행할 때 오른쪽 발뒤꿈치의 올바른 위치는 어디인가?

① 엉덩이 근육 아래

② 생식기 아래

③ 생식기와 항문 사이

④ 항문 아래

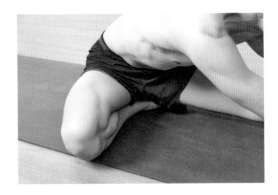

19 오른쪽 사진은 '누워서 무릎 펴 당기기 자세 A'이다. 이 자세의 산스크리트 이름을 쓰고 올바른 수행법을 간단히 설명하시오.

....

....

....

....

....

20 요가 수련 시 하고자 하는 의지는 충분하나 부상이나 공포심, 통증으로 인해 특정 자세를 실행하지 못하는 수련자가 있다고 가정하자. 이때 교사의 대처법으로 가장 적절한 것은 무엇인가?

① 수련자의 현재 상태를 정확히 파악하고 수련자의 수준에 맞추어 쉬운 방법을 제시해준다.

② 수련자가 부상은 없으나 겁을 먹어 하기 싫어한다면 교사가 도와서라도 꼭 극복하게 해준다.

③ 수련자가 부담이 될 수 있으니 아무 말을 하지 않고 쉬게 한다.

④ 아무리 경미한 부상이라도 전체 수련에 방해가 될 수 있으니 완치된 후 수련하라고 권유한다.

21 인도에서 발생한 요가들의 핵심 단어 두 가지를 쓰시오.

....

22 요가 역사상 최초로 요가에 체계성을 부여한 문헌은 무엇인가?

① 베다

② 우파니샤드

③ 요가수트라

④ 하타 요가 프라디피카

23 흩어져 있던 요가의 실천법과 이론 등을 모아 편찬한 인물은 누구인지 이름을 쓰시오.

....

24 《요가수트라》에서 아사나는 무엇을 위해 수련하는가?

25 고전 요가의 8단계 요가를 순서대로 쓰시오. |5점|

26 안나마야 코샤에 해당하는 몸은 무엇인가? 그리고 안나마야 코샤를 위해서 무엇을 해야 하는지 쓰시오.

27 《요가수트라》의 니야마 중 이슈와라 프라니다나를 실천하는 방법에 대해 종교가 있는 사람과 없는 사람은 어떻게 실천할 수 있는지 아는 대로 쓰시오. |5점|

28 **전통 하타 요가에서 무드라의 역할이 아닌 것은 무엇인가?**

① 쿤달리니-샥티의 각성

② 점액질의 제거

③ 감로의 보존

④ 프라나와 아파나를 결합시키는 것

29 **전통 하타 요가의 신체 정화법 중 비염에 효과적이며 미세 먼지가 많은 시기에 수행하기 적절한 것은 무엇인가?**

① 나울리

② 다우티

③ 잘라 네티

④ 바스티

30 **전통 하타 요가에 대한 설명 중 잘못된 것은 무엇인가?**

① 신체적 수련이 중요한 만큼 요가 생리학이 발달했다.

②《요가수트라》와는 달리 사마디에 대해서 별다른 관심이 없다.

③ 쿤달리니-샥티의 각성과 상승을 위한 수련에 중점을 둔다.

④ 고전 요가의 수행법과 유사한 점이 여럿 있다.

ADVANCED

01 다음 빈칸을 채우시오. (앞은 한글 이름, 뒤는 산스크리트 이름)

> · 거북이 자세 → (   )
>
> · (   ) → 발라 아사나
>
> · (   ) → 숩타 비라 아사나
>
> · 앉은 전굴 자세 → (   )

02 오른쪽 사진은 볼스터 요가에 나오는 '활 자세'의 잘못된 실행법이다. 무엇이 잘못되었는가?

① 손으로 발등을 잡아야 하는데 발목을 잡았다.

② 양쪽 무릎 사이가 골반보다 너무 많이 벌어졌다.

③ 시선은 반드시 하늘을 봐야 한다.

④ 볼스터의 위치가 잘못되었다.

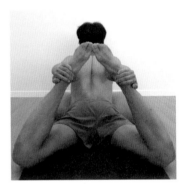

03 골반 교정 요가의 '양쪽 다리 포갠 자세-전굴'을 할 때 최대한 상체를 숙이고 내려간 후 무게 중심을 둬야 하는 곳은 어디인가?

① 엉덩이

② 바닥을 짚은 손

③ 바닥을 누르는 발날

④ 아랫배

04 현대 하타 요가에 대한 설명으로 가장 알맞은 것은 무엇인가?

① 인체 내 태양과 달로 표현되는 음양의 에너지를 조절하고 다스리는 수련법이다.

② 자세를 위주로 하는 모든 요가를 통칭하는 것이며 모든 자세 요가의 기본을 뜻한다.

③ 호흡과 반다, 무드라 수련을 중심으로 하며 영적 각성을 이루는 것이 목표이다.

④ 생리학을 바탕으로 한 수련법이 주를 이룬다.

05 오른쪽 사진의 자세를 수행할 때 무릎에 통증을 호소하는 수련자
가 있다면 어떻게 지도할 것인지 설명하시오. 수련자는 발로 바
닥을 강하게 밀면서 무릎을 최대한 세게 펴 살짝 과신전된 상태
이다. | 5점 |

....

....

....

....

06 오른쪽 사진은 하타 요가의 '위를 향한 활 자세-올라가기와 내려
가기'를 할 때 올라가는 과정이다. 체중을 양발로 완전히 옮겨 손
이 바닥에서 들린 상태인데 이때 골반 앞쪽은 어느 방향을 향해
밀어야 하는지 쓰시오.

....

....

07 오른쪽 사진은 '어깨 열기(파르바타 아사나 변형)'의 잘못된 실행법
이다. 잘못된 부분을 동그라미로 표시하고 잘못된 이유와 올바른
실행법을 설명하시오. | 5점 |

....

....

....

....

....

08 오른쪽 사진은 하타 요가의 '위를 향한 활 자세-올라가기와 내려
가기'를 할 때 내려가는 과정 중 한 단계이다. 가장 올바른 설명은
무엇인가?

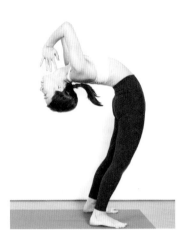

① 최대한 몸의 뒷면을 조이는 데 집중해야 몸의 앞면이 효과
적으로 깊게 스트레칭된다.

② 몸의 뒤를 조인다는 느낌보다는 몸의 앞면을 최대한 늘인
다는 느낌으로 젖혀야 허리의 부담을 줄일 수 있다.

③ 체중은 발뒤꿈치에 가장 많이 실어야 다리 뒷면과 엉덩이
에 힘이 잘 주어진다.

④ 양쪽 팔꿈치를 어깨너비로 벌리고 가슴을 위로 들어 올려
확장한 후 등 뒤를 조이며 말아 내려간다.

09 오른쪽 사진은 벨트 요가의 '반박쥐 자세-측면
늘이기'의 고급 자세로 최대한 깊게 상체를 숙인
상태이다. 이때 수축된 오른쪽 허리 아랫부분이
불편할 정도로 조여져 있다면 어떤 방식으로 불
편함을 해소할 수 있는지 설명하시오.　|5점|

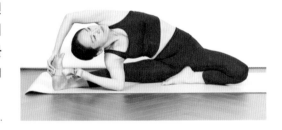

....

....

....

....

10 오른쪽 사진은 '악어 자세-뒷발 잡기'이다. 이 자
세를 하는 동안 자극되는 부위를 모두 쓰시오.

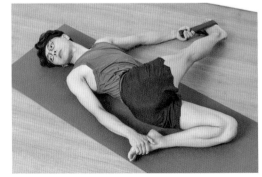

....

....

....

....

11 다음 사진은 수리야 나마스카라 B의 19가지 동작을 순서 상관없이 섞어 놓은 것이다. 순서에 맞게 번호를 나열하시오. (중복 동작은 같은 번호로 다시 표기 가능)

① 비라바드라 아사나
  A(오른쪽 다리)

② 아도 무카
  스바나 아사나

③ 웃타나 아사나

④ 차투랑가 단다
  아사나

⑤ 웃카타 아사나

⑥ 아르다 웃타나
  아사나

⑦ 사마스티티

⑧ 우르드바 무카
  스바나 아사나

⑨ 비라바드라 아사나
  A(왼쪽 다리)

12 다음 빈칸을 채우시오.

산스크리트로 반다는 (   )을(를) 의미하며 (   )(이)라고 하는 생명 에
너지가 외부로 빠져나가지 않게 잡아주는 장치로 고안된 수련법이다. 반다는 인체 내 세
가지 부위 근육의 조임을 통해 수련할 수 있다. (   ), (   ), (   )
이렇게 세 군데에 반다가 있다.

13 오른쪽 사진은 '웃티타 하스타 파당구쉬타 아사나 A(한 발 든 균형 자세 A)'이다. 설명으로 올바르지 않은 것은 무엇인가?

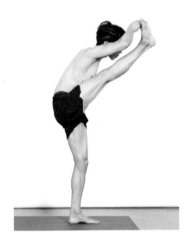

① 왼발로 바닥을 깊게 눌러 토대를 견고하게 하고 양쪽 골반을 수평으로 둔다.

② 웃디야나 반다를 강하게 실행한다.

③ 왼쪽 무릎을 펴고 선다. 그러나 무릎이 꽉 조여지지는 않아야 한다.

④ 강한 자세이므로 웃자이 호흡도 최대한 강하고 세게 한다.

14 다음은 아쉬탕가 요가에서 아사나를 할 때 시선 고정을 위한 응시점(드리스티) 9개이다. 빈칸을 한글 이름으로 채우시오.

· 나사 그라이 → (   )

· 앙구스타 마디야이 → (   )

· 브루 마디야 → (   )

· 나비 차크라 → (   )

· 우르드바 → (   )

· 하스타 그라이 → (   )

· 파다요라 그라이 → (   )

· 파르스바 → (   )

· 파르스바 → (   )

15 오른쪽 사진은 '반영웅 전굴 자세'를 어려워하는 수련자에게 제시된 쉬운 실행법이다. 사진과 같이 제시한 이유를 설명하시오.

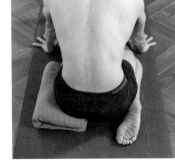

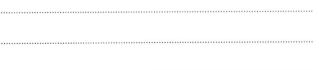

16 아쉬탕가 요가의 시티드 시퀀스에서 '마리챠 아사나-무릎 세운 자세' 시리즈는 총 4개이며 A, B는 전굴 자세, C, D는 비틀기 자세이다. 이 4개의 자세를 수행하는 동안 몸은 구석구석 다양한 자극을 받게 된다. 이 '마리챠 아사나' 시리즈에서 얻을 수 있는 육체적 변화에 대한 설명으로 적합하지 않은 것은 무엇인가?

① 서로 상반되는 힘들을 통해 몸의 균형을 잡는 법을 배운다.
② 척추의 경직을 예방하고 주변 근육들을 부드럽게 풀어준다.
③ 온몸의 관절들을 골고루 자극시키고 부드럽게 만든다.
④ 반다를 강하게 적용하는 방법을 가장 빠르게 배울 수 있다.

17 오른쪽 사진은 '밧다 코나 아사나 A(나비 자세 A)'를 수행할 때 특정 부위가 굳어 척추가 둥글게 말린 모습이다. 굳은 부위는 어디인가?

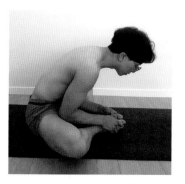

① 골반
② 엉덩이
③ 어깨
④ 등

18 '우파비스타 코나 아사나 B'의 드리스티와 반다로 올바른 것은?

① 위―웃디야나 반다
② 미간―물라 반다
③ 미간―웃디야나 반다
④ 위―물라 반다

19 다음 설명이 말하는 것이 무엇인지 쓰시오.

아쉬탕가 요가에서는 여러 가지 규칙이 있는데 이것도 그중에 하나이다. 바닥에 누운 상태로 자세가 끝나게 되면 지금까지의 빈야사 방식과는 다르게 몸을 뒤로 굴리는 방법으로 빈야사를 실행한다. 시퀀스에서는 알파벳 C로 표기하며 '바퀴 자세'라는 뜻이다.

20 아쉬탕가 요가의 시티드 시퀀스 후반부에 나오는 '세투 반다 아사나(고개 젖힌 다리 자세)'를 수행할 때 올바른 실행법과 거리가 먼 것은 무엇인가?

① 목뒤가 조여지거나 결리면 안 되므로 좌우 어깨를 등 쪽으로 끌어 내려 귀와 간격을 벌린다.

② 이 자세는 특히 목의 힘이 가장 많이 쓰이며 목 근육을 강화시키는 데 그 목적이 있다.

③ 실행하는 동안 목에 통증이 느껴지거나 목, 어깨 주변부가 지나치게 조여진다면 더 진행하지 않는다.

④ 균형을 잘 잡기 위해 반다를 꼭 실행하고 목, 등, 엉덩이, 허벅지 뒤쪽의 신체 후면 근육의 힘을 충분히 써야 한다.

21 다음 중 인도 요가의 설명으로 옳지 않은 것은 무엇인가?

① 요가는 해탈을 궁극적 목적으로 삼고 영성을 계발하기 위한 실천 수행법을 말한다.

② 요가는 깨달음을 얻었거나 해탈을 성취한 상태를 가리키는 말이다.

③ 요가는 인도의 요가 수행 전통을 따르는 단체들을 가리킨다.

④ 요가는 체위법 수련 전통을 따르는 탄트라에서 발생한 수행 전통을 가리키는 말이다.

22 다음 중 요가와 가장 관계가 먼 것은 무엇인가?

① 인도에서 일어난 인간 존재와 죽음에 대한 사유

② 인도의 점성학과 천문지리

③ 인도의 종교 철학

④ 인도의 신화와 헌신 사상

23 다음은 카타 우파니샤드에서 말과 마차에 빗대 요가를 설명한 내용이다. 이중 잘못 짝지어진 것은 무엇인가?

① 말—감각 기관

② 마차—육체

③ 길—해탈

④ 마부—지성

24 다음 중 프라티야하라(감각의 철수)의 실천으로 얻을 수 있는 것은 무엇인가?

① 내적 요가의 준비

② 호흡의 원활함

③ 야마의 완성

④ 감각 대상에 대한 탐닉

25 하타 요가라는 이름의 의미 두 가지를 모두 쓰고 그러한 이름이 붙은 이유를 쓰시오. |5점|

....

....

....

....

....

....

26 다음 중 요가의 유래에 대해 잘못 설명한 것은 무엇인가?

① 요가는 인도에서 발생했으며, 전수자의 관점에 따라 강조점이 달라진다.

② 요가는 서로 다른 사상과 전통들이 독자적으로 발전해왔다.

③ 요가는 깊은 호흡을 중시하며 마음을 다스리는 효과가 있다.

④ 현대 요가의 유행은 요가가 건강과 다이어트에 좋다는 점이 가장 크게 작용했다.

27 아힘사의 적극적인 실천 배후에 있는 감정은 무엇과 가장 가까운가?

① 기쁨과 즐거움

② 자비와 연민

③ 분노와 증오

④ 슬픔과 외로움

28 다음 중 안구 정화 효과와 집중력을 향상시키는 하타 요가의 실천법은 무엇인가?

① 바스티

② 나디 쇼다나

③ 네티

④ 트라타카

29 《요가수트라》에서 프라티야하라를 수련하라고 하는 이유는 무엇인가? | 5점 |

....

....

....

....

....

30 《하타 프라디피카》에서 설명한 아사나가 아닌 것은 무엇인가?

① 고무카 아사나

② 싯다 아사나

③ 수리야 나마스카라

④ 싱하 아사나

ADVANCED

01   '산 자세(타다 아사나)'를 실행하는 방법을 아는 대로 설명하시오.

....

....

....

....

....

02   오른쪽 사진은 '피라미드 자세(파르스보타나 아사나)'의 잘못된 실행법이다. 잘못된 부분을 동그라미로 표시하고 잘못된 이유와 올바른 실행법을 설명하시오. | 5점 |

....

....

....

....

....

03   요가 자세를 수련할 때 병행하는 반다의 활용법으로 틀린 것은 무엇인가?

① 양손으로 몸을 들어 올리는 두루미 자세를 실행할 때 엉덩이를 더 높이 들어 올릴 수 있게 한다.

② 몸을 뒤로 깊게 젖히는 위를 향한 활 자세를 실행할 때 허리의 부상을 예방한다.

③ 몸을 앞으로 깊게 접는 앉은 전굴 자세를 실행할 때 몸을 더욱 깊게 접을 수 있는 미세한 공간을 만들어준다.

④ 거꾸로 서는 머리 서기 자세를 실행할 때 머리의 무게가 거의 느껴지지 않도록 몸을 가볍게 한다.

04 다음은 파탄잘리의 《요가수트라》에 나오는 8단계 요가에 대한 설명이다. 한글 뜻으로 빈칸을 채우시오.

(1) 야마 (   ): 비폭력, 진실함, 훔치지 않음, 금욕, 무소유

(2) 니야마 (   ): 청결, 만족, 고행, 자기 학습, 신에 대한 헌신

(3) 아사나 (   ):《요가수트라》의 아사나는 명상을 하기에 적합한 자세를 의미한다.

(4) 프리나야마 (   ): 들숨과 날숨 사이에서 쿰바카라고 하는 숨을 멈추는 특별한 호흡 수련을 말한다.

(5) 프라티야하라 (   ): 감각의 철수를 하는 이유는 우리가 외부를 향한 감각이 내면으로 물러섰을 때 마음에 집중하는 것이 비로서 가능해지기 때문이다.

(6) 다라나 (   ): 마음을 한 가지 대상에 집중하는 것을 의미한다.

(7) 디야나 (   ): 마음이 한 가지 대상에 오롯이 집중되어 흔들림 없는 상태이다.

(8) 사마디 (   ): 집중 대상에 몰입하여 대상과 주체가 하나가 된 상태이다. 8단계 요가에서 최고의 상태이다.

05 '차투랑가 단다 아사나-팔 굽혀 내려가기'를 할 때 실행해야 할 반다는 무엇인가? 그리고 그 이유를 설명하시오.

06 오른쪽 사진은 '파리브르타 트리코나 아사나(비튼 삼각 자세)'의 잘못된 실행법이다. 잘못된 부분을 동그라미로 표시하고 잘못된 이유와 올바른 실행법을 설명하시오. | 5점 |

07 오른쪽 사진은 '파리브르타 파르스바코나 아사나(비튼 무릎 굽힌 삼각 자세)'이다. 난이도가 높은 자세로 사진처럼 완성하기가 쉽지 않다. 그럴 경우 교사는 좀 더 쉽게 접근할 수 있는 다양한 방법을 제시해주어야 하는데, 그 방법으로 알맞지 않은 것은 무엇인가?

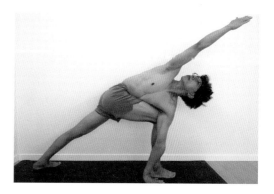

① 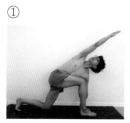　② 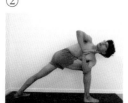　③ 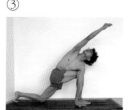　④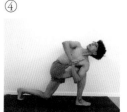

08 다음 자세들을 보고 각각 맞는 산스크리트 이름을 쓰시오.

(1) 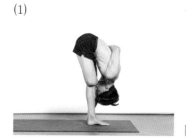　(2) 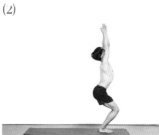　(3)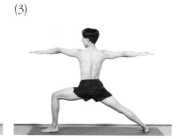

09 오른쪽 사진은 '비라바드라 아사나 A(전사 자세 A)'의 잘못된 실행법이다. 잘못된 부분을 동그라미로 표시하고 잘못된 이유와 올바른 실행법을 설명하시오. |5점|

....

....

....

....

....

10 다음 자세들 중 잘란다라 반다가 적용되지 않는 것은?

① 카르나피다 아사나

② 파드마 아사나

③ 살람바 사르방가 아사나

④ 가르바 핀다 아사나

11 다음은 아쉬탕가 요가의 시티드 시퀀스에 대한 설명이다. 빈칸에 공통적으로 들어갈 알맞은 말은 무엇인가?

> 시티드 스퀀스에서는 선 자세에서 익힌 기초를 통해 좀더 세밀한 움직임을 배우게 된다. 스탠딩 시퀀스에서 바닥과 연결된 토대가 '발'이었다면 시티드 시퀀스에서는 (   )(이)다. 대부분의 자세에서 (   )이(가) 몸과 바닥을 연결해줄 토대 역할을 하게 되고, 자세와 자세 사이의 전환 과정, 즉 빈야사에서는 이 토대가 손이다.

12 오른쪽 사진은 '마리챠 아사나 C'이다. 가장 단단
히 바닥을 눌러야 하는 곳은 어디인가?

① 오른쪽 엉덩이와 오른발

② 왼쪽 다리 뒷면

③ 오른발

④ 왼쪽 엉덩이

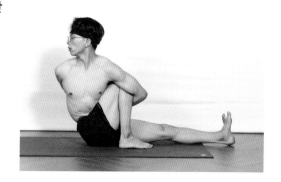

13 '아르다 밧다 파드마 파스치모타나 아사나'를 수행할 때 고관절이 잘 풀려 있지 않거나 무릎, 발목 주변
이 굳어 있는 수련자는 이 자세를 쉽게 행하기가 어렵다. 이때 쉽게 접근할 수 있는 방법으로 맞지 않은
것은 무엇인가?

① 손을 등 뒤로 돌려 발가락
을 잡는 것이 어렵다면 벨
트를 발등에 걸어 잡는다.

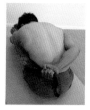

② 손으로 곧게 편 다리의 발
을 잡는 것이 어렵거나 다
리 뒤가 많이 당긴다면 양
손으로 바닥을 짚고 척추
를 편 후 다리 뒤의 자극
을 느껴본다.

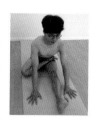

③ 고관절이 잘 열리지 않으
면 무릎도 밖으로 회전하
기 어렵고 발등을 늘여 허
벅지에 올리기 어렵다. 발
목을 ㄱ자로 꺾어 허벅지
에 올리고 무릎을 밖으로 열어 고관절 스트
레칭에 집중한다.

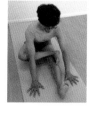

④ 고관절이 잘 열리지 않아
자세를 완성할 수 없는 것
이므로, 밧다 코나 아사나
로 최대한 고관절 스트레
칭에 집중한다.

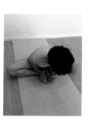

14 아쉬탕가 요가의 '마리챠 아사나 C, D'는 모두 비틀기 자세이다. 이 두 자세의 드리스티는 어디인가?

15   '마리챠 아사나 D'의 경우 한 발을 허벅지 위에 올려 놓은 반가부좌 상태로 몸을 강하게 비틀어야 하는 꽤 난이도가 높은 자세이다. 올려놓은 발목에 통증이 있을 때 어떻게 실행하는 것이 가장 적절한가?

① 발목이 굳어서 생기는 현상이므로 비틀기는 생략하고 발목과 발등 스트레칭에 집중한다.

② 발을 올려놓은 쪽 고관절을 최대한 밖으로 회전한 후 발등을 올려놓고, 그럼에도 발목의 통증이 여전하다면 발등을 내려 세운 다리의 엉덩이 앞에 내려놓고 비틀기를 시도한다.

③ 반다의 조절에 좀 더 집중해 발목의 통증을 경감시킨다.

④ 고관절과 무릎을 최대한 밖으로 회전하고 그 후 발목의 통증을 바라보며 그곳으로 호흡하는 느낌으로 집중한 후 인내해본다.

16   오른쪽 사진은 '우파비스타 코나 아사나 A'이다. 자세 실행법으로 올바르지 못한 것은 무엇인가?

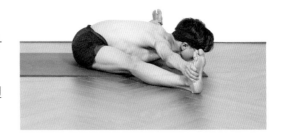

① 최대한 몸을 앞으로 숙여 체중이 어깨와 턱에 실리게 한다.

② 허벅지 앞쪽을 수축하고 바깥쪽으로 회전해 발이 앞으로 쓰러지지 않게 한다.

③ 앞으로 뻗는 상체와 뒤로 미는 엉덩이의 힘 그 중심에는 반다가 균형을 잡고 있다.

④ 상체를 많이 숙이는 것보다는 바르게 척추를 펴는 것이 더 중요하다.

17   다음은 아쉬탕가 요가 시티드 시퀀스에 나오는 몇몇 자세들의 한글 이름이다. 빈칸에 각 자세에 맞는 산스크리트 이름을 쓰시오.

·양쪽 발가락 잡은 자세 → (	)
·위를 향한 전굴 자세 → (	)
·고개 젖힌 다리 자세 → (	)
·위를 향한 활 자세 → (	)

18 오른쪽 사진은 '우르드바 다누라 아사나-위를 향한 활 자세'의 잘못된 실행법이다. 사진과 같은 방식으로 실행했을 때 손목의 통증이 느껴질 수 있다. 잘못된 부분을 동그라미로 표시하고 잘못된 이유와 올바른 실행법을 설명하시오. | 5점 |

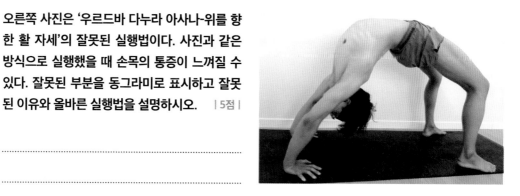

....

....

....

....

19 다음 빈칸에 들어갈 단어로 가장 알맞은 것은 무엇인가?

> 아쉬탕가 요가의 피니싱 시퀀스는 스탠딩 시퀀스나 시티드 시퀀스와는 반대로 몸을 거꾸로 뒤집어 어깨, 목, 정수리를 바닥에 댄 채 수행하는 자세가 많다. 따라서 부상의 위험도 올라가는데, 그런 이유로 피니싱 시퀀스는 꼭 이전 시퀀스들의 충분한 연습을 통해 (   )과 (   )에서 나오는 내적인 힘과 근육을 사용하는 외적인 힘을 기른 후 수행하기를 권고한다.

① 집중, 반다
② 인내심, 의지
③ 호흡, 유연성
④ 노력, 의지

20 인도인의 사유와 철학이 담겨 있는 문헌 중 가장 오래된 것은?

① 베다
② 요가수트라
③ 탄트라
④ 마하바라타

21 오른쪽 사진은 '누워서 무릎 펴 당기기 자세 B'의 잘못된 실행법이다. 어디를 가장 먼저 교정해야 전체적으로 틀어진 몸의 균형을 바로잡을 수 있는가?

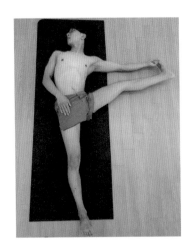

① 양쪽 어깨 높이 맞추기
② 왼쪽으로 딸려간 오른쪽 다리 중앙으로 이동하기
③ 양쪽 골반 수평으로 맞추기
④ 길어진 오른쪽 옆구리 줄이기

22 《바가바드기타》에 나오는 요가 중 잘못된 설명은 무엇인가?

① 행위의 요가는 개인적으로 옳다고 생각하는 행위를 열심히 하는 것이다.
② 헌신의 요가는 신에 대한 사랑의 요가이다.
③ 지혜의 요가는 책이나 학문적 교육을 통해 얻는 지식으로는 얻을 수 없다.
④ 헌신의 요가는 인도 대중에게 인기가 높은 요가이다.

23 신체의 변혁과 정신의 해방을 동시에 이루는 것을 목표로 하며, 인체 내의 프라나 운용과 보존 수행에 중점을 두는 요가 이름을 쓰시오.

....

24 다음 빈칸을 채우시오.

《요가수트라》에서 아사나는 (   )하고 (   )한 좌법을 의미한다.

25 다음 중 전통 하타 요가의 수련 체계에 가장 큰 영향을 미친 수행 전통은 무엇인가?

① 불교

② 탄트라

③ 크리슈나마차리야 요가

④ 고전 요가

26 베다의 철학을 담은 문헌으로, 베단타라고도 불리는 문헌의 이름은 무엇인가?

① 상히타

② 우파니샤드

③ 아란야카

④ 브라흐마나

27 다음은 현대 요가의 종류와 특성을 나열한 것이다. 맞는 것끼리 연결하시오.

① 크리슈나마차리야 요가 •   • ① 신체 정화법과 쿤달리니 각성에 중점

② 빈야사 요가 •   • ② 올바른 이완, 아사나, 호흡 등을 강조

③ 크리야 요가 •   • ③ 아사나 중심의 현대 요가를 발전시킴

④ 시바난다 요가 •   • ④ 서구에서 탄생한 흐름을 중시하는 요가

28 다음 중 차크라와 기능적 특성이 잘못 연결된 것은 무엇인가?

① 물라다라 차크라 — 자아 초월과 영적 각성

② 아갸 차크라 — 지성과 통찰력

③ 스와디스타나 차크라 — 감정의 만족, 신체적 창조력

④ 아나하타 차크라 — 사랑과 연민

29 　하타 요가를 신체와 정신의 연금술이라고 하는 이유를 쓰시오.　　　　　|5점|

....

....

....

....

30 　쿰바카와 무드라 수련을 하기 위한 아사나가 아닌 것은 무엇인가?

① 싯다 아사나

② 파드마 아사나

③ 다누라 아사나

④ 바드라 아사나

ADVANCED

01 요가 아사나 수련 시 자세 수행을 모두 마친 후 마지막에는 휴식을 취하는 '송장 자세(사바 아사나)'를
하며 수련을 마무리한다. '송장 자세'를 실행하는 방법을 간단히 설명하시오.

....

....

....

....

....

02 '소·고양이 자세(마르자리 아사나)'는 두 가지 자세를 호흡에 맞춰 여러 번 반복하는 척추 분절 운동이자
척추 주변 근육 강화, 이완 운동이다. 이때 양쪽 팔꿈치 아래에 벨트를 어깨너비 간격으로 조절해 끼우
고 자세를 실행하게 되면 좀 더 효과적인데, 그 이유는 무엇인가?

....

....

....

03 오른쪽 사진은 '서서 묶은 반연꽃 자세(아르다 밧다 파드모타나 아
사나)'의 잘못된 실행법이다. 고관절과 다리 뒷면이 굳어 있다면
사진처럼 척추가 둥글게 말리게 되는데 이 자세는 척추의 건강을
해칠 수 있다. 이럴 경우 교사는 어떤 방식으로 지도해야 척추의
건강도 지키고 다리 뒷면을 스트레칭하는 효과도 줄 수 있는지 설
명하시오. (원래는 등 뒤로 팔을 돌려 발가락을 잡아야 하지만 여기서
는 양손으로 바닥을 짚은 자세로 대체하였다.) | 5점 |

....

....

....

04   아쉬탕가 요가에서 말하는 트리스타나가 무엇인지 한 줄로 간단히 설명하시오.

....

05   오른쪽 사진은 '웃티타 트리코나 아사나(삼각 자세)'이다. 잘못된 부분을 동그라미로 표시한 후 잘못된 이유와 올바른 실행법을 설명하시오. | 5점 |

....

....

....

....

....

06   오른쪽 사진의 '아르다 밧다 파드모타나 아사나'에서 교정되어야 할 부분을 찾아 동그라미로 표시하고 잘못된 이유와 올바른 실행법을 설명하시오. | 5점 |

....

....

....

....

07 아쉬탕가 요가 스탠딩 스퀀스의 마지막 자세 '비라바드라 아사나 B'가 끝나면 빈야사를 통해 시티드 시퀀스로 연결한다. 다음 사진은 점프가 아닌 걸어서 빈야사를 이어가는 과정이다. 각 사진 아래에 알맞은 호흡을 쓰시오. (예: 들숨, 날숨)

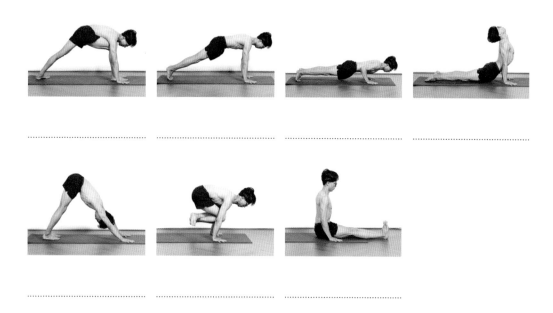

08 '파스치모타나 아사나'의 드리스티는 어디인가?

① 코끝
② 발가락
③ 배꼽
④ 위

09 오른쪽 사신의 자세에 맞는 산스크리트 이름을 쓰시오.

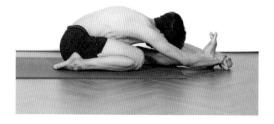

10 오른쪽 사진은 '마리챠 아사나 B'의 완성 자세이
다. 아 자세의 토대는 어디인가?

① 오른쪽 발바닥
② 왼쪽 허벅지 아랫면과 오른쪽 발바닥
③ 왼쪽 무릎
④ 이마와 오른쪽 발바닥

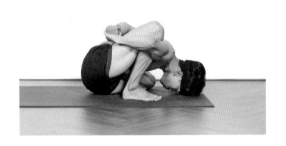

11 다음 사진을 보고 빈칸에 알맞은 말을 쓰시오.

이 자세의 한글 이름은 '보트 자세'이며 산스크리트 이
름은 (   )(이)다. 엉덩이를 바닥에 대고 양쪽
다리를 위로 곧게 펴 올려 V자를 만든다. 발가락이 눈
높이 또는 그보다 위에 오게 하고 발등을 곧게 앞으로
뻗은 후 가슴을 들어 올리고 양쪽 (   )을(를)
낮춘다. 양팔을 곧게 뻗어 바닥과 (   )(으)로
두고 아랫배를 수축해 (   )을(를)
강하게 실행한다. 호흡은 (   )회 실행하며 드리스티는 (   )(이)다.

12 '숩타 쿠르마 아사나(누운 거북이 자세)'를 수행하기 어려울 경우 대신 실행할 수 있는 쉬운 방법으로 가
장 적절하지 않은 것은 무엇인가?

① 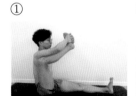   ② 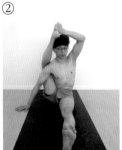   ③ 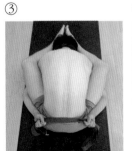   ④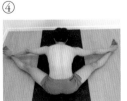

13 '밧다 코나 아사나 A(나비 자세 A)'는 양발을 최대한 회음부 가까이 당기고 자세를 수행하게 되는데, 간혹 무릎이나 발목이 불편한 경우가 있다. 이때 올바른 대처 방법을 간단히 설명하시오.

....

14 '위를 향한 활 자세'를 수행할 때 많은 사람들이 허리의 통증을 느끼곤 하는데, 대표적인 이유와 그것을 보완할 올바른 실행법을 설명하시오.

....

....

....

....

15 아쉬탕가 요가 피니싱 시퀀스에 나오는 자세들의 토대로 사용되지 않는 부위는 어디인가?

① 발

② 어깨

③ 팔

④ 정수리

16 하타 요가의 '한 팔 고양이 자세'를 수행할 때 간혹 어깨와 목 부근으로 체중이 쏠아져 압박되는 경우가 있다. 이것은 뒤에 있어야 할 무게 중심이 앞으로 쏠아지게 되는 잘못된 경우인데 어떤 방식으로 무게 중심을 뒤로 보낼지 설명하시오.

....

....

....

....

17 오른쪽 사진의 '파르스보타나 아사나'에서 잘못된 부분을 동그라미로 표시하고 그 이유와 올바른 실행법을 설명하시오. | 5점 |

....

....

....

....

....

18 아쉬탕가 요가에서 시티드 시퀀스의 모든 자세는 끝난 자세와 다음 자세의 중간을 점프 백+점프 스루로 연결한다. 이것을 무엇이라고 하는가?

....

19 '마리챠 아사나 C'는 비틀기 자세이다. 이 자세를 통해 얻게 되는 신체적 효과와 가장 가까운 것은 무엇인가?

① 지방이 분해된다.

② 복부의 힘이 좋아진다.

③ 호흡이 깊어진다.

④ 척추와 골반이 부드러워진다.

20 '쿠르마 아사나(거북이 자세)'의 드리스티(응시점)는 어디인가?

① 미간(제3의눈)

② 발가락

③ 정면

④ 코끝

21 여러 가지 요가 중《바가바드기타》에 나오는 세 가지 요가를 쓰시오.

....

....

....

22 인도의 혁신 정신 사상 운동으로, 여성 원리를 강조하며 소우주-대우주론을 펼치고 인도의 종교, 철학, 문학에 영향을 미친 이들은 누구인가?

① 바가바드기타를 따르는 이들

② 탄트라 수행자들

③ 고전 요가 수행자들

④ 불교와 자이나교의 출가자들

23 야마의 사트야는 무엇을 하라는 것인지 쓰시오.

....

....

24 다음은 요가의 호흡법이다.《요가수트라》의 프라나야마는 이들 호흡법 중 무엇을 가리키는가?

① 이완을 돕는 횡격막 호흡

② 신체 정화를 위한 카팔라바티 호흡

③ 숨을 아주 미세하게 만드는 쿰바카

④ 내면을 진정시키고 열을 내는 웃자이 호흡

25 탄트라와 하타 요가에서 신체를 보는 관점은 무엇인가?

① 점액으로 덮인 더럽고 불결한 것

② 마야라는 환상에 의한 무지의 소산에 의한 것

③ 신의 화신

④ 신이 거주하는 사원

26 다음 중 자아와 윤회, 업의 개념을 세웠으며 인도 6파 철학 및 힌두교의 이론적, 사상적 근간을 이루는 것은 무엇인가?

① 우파니샤드

② 라마야나

③ 탄트라

④ 요가 우파니샤드

27 초월심(supermind)에 의한 인류의 영적 상승을 강조하며 전통적인 요가들을 종합하여 통합 요가로 발전시킨 남인도의 요가 스승은 누구인가?

....

28 하타 요가의 4가지 지분에 속하지 않는 것은?

① 아사나

② 프라나야마

③ 만트라

④ 사마디

29 현대 요가 중 크리슈나마차리야 계열인 아쉬탕가 빈야사 요가, 아이엥가 요가, 비니 요가의 수련 특성
에 대해 각각 서술하시오.　　　　　　　　　　　　　　　　　　　　　　　　　　　　| 5점 |

....

....

....

....

....

....

30 다음 중 전통 인도 요가(탄트라적 수행법 포함)에 대한 설명 중 잘못된 것은 무엇인가?

① 보편적인 윤리에 무관심하다.

② 영적 상승과 해탈을 궁극적인 목적으로 삼는다.

③ 여러 요가들은 서로 다른 관점을 갖고 있으며, 어느 쪽에서는 금지로 여기는 것을 다른 쪽에서
　는 수행 방법으로 활용하기도 한다.

④ 신과의 합일을 추구하거나 편협한 자아를 초월하는 것을 이상으로 여긴다.

ADVANCED

01 '위를 향한 활 자세(우르드바 다누라 아사나)'를 실행하는 과정을 자세히 설명하시오. |5점|

_____

_____

_____

_____

_____

_____

02 아쉬탕가 요가 프라이머리 시리즈 스탠딩 시퀀스의 '프라사리타 파도타나 아사나(발 넓게 벌린 전굴 자세)'는 몇 개의 동작으로 이루어져 있는가?

_____

03 오른쪽 사진은 '비라바드라 아사나 B(전사 자세 B)'의 잘못된 실행법이다. 잘못된 부분을 동그라미로 표시하고 잘못된 이유와 올바른 실행법을 설명하시오. |5점|

_____

_____

_____

04 물라 반다를 수행할 시 얻을 수 있는 효과로 알맞지 않은 것은 무엇인가?

① 중심에서 에너지를 잡아주고 사지로 뻗어나가는 힘을 조절해 부상을 줄인다.

② 몸에 열을 만들어내 복부 지방을 연소시킨다.

③ 스트레칭 자세를 할 때 감각을 극대화시킨다.

④ 요실금 증상을 완화시키고 배변 활동에 도움을 준다.

05 오른쪽 사진은 '파스치모타나 아사나'를 수행할 때 특정 부위가 굳어 있어서 척추가 둥글게 말린 모습이다. 굳은 부위가 어디인지 두 곳을 쓰시오.

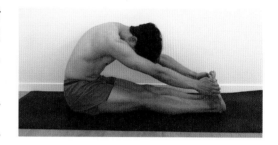

....

....

06 다음은 아쉬탕가 요가의 시티드 시퀀스에서 다음 자세로 전환하기 위한 움직임 '빈야사(점프 백)'이다. 붉은 박스 안에 있는 움직임에서 몸을 들어 올리는 힘은 어디에서 나오는가?

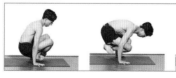

① 어깨

② 반다

③ 어깨와 반다

④ 호흡

07 오른쪽 사진은 '푸르보타나 아사나'이다. 이 자세를 어려워하는 수련자의 경우 어떤 방식의 자세를 제시하는 것이 가장 좋은가?

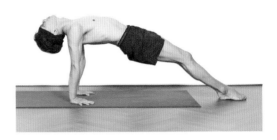

① 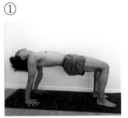 ② 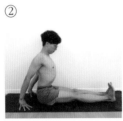 ③ 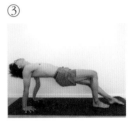 ④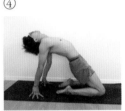

08 다음 중 아쉬탕가 빈야사 요가 시티드 시퀀스를 진행하는 방식으로 맞지 않는 것은 무엇인가?

① 오른쪽, 빈야사, 왼쪽, 빈야사 순서내로 진행한다.

② 가능한 수련자는 몸을 들어 올려 빈야사를 이어가고 아직 어렵다면 걸어서 빈야사를 이어가도 좋다.

③ 각 자세마다 호흡을 5회씩 실행한다.

④ 원한다면 자세들의 순서를 바꿔서 실행해도 좋다.

09 아쉬탕가 빈야사 요가 책에 시퀀스 부분을 보면 기호들이 몇 개 나온다. 각 기호가 무엇을 뜻하는 것인지 쓰시오.

· **T** : (   )

· **V** : (   )

· **C** : (   )

10 오른쪽 사진은 '비라바드라 아사나 B(전사 자세 B)'의 잘못된 실행법이다. 잘못된 부분 두 곳을 동그라미로 표시하고 잘못된 이유와 올바른 실행법을 실명하시오. |5점|

---

11 다음 중 '마리챠 아사나 C'의 실행법으로 알맞지 않은 것은 무엇인가?

① 무릎을 굽혀 세운 다리의 발뒤꿈치는 엉덩이 근처까지 당겨놓는다.

② 자세를 완성한 후 코끝을 응시한다.

③ 세운 발날 바깥쪽과 엉덩이 바깥쪽은 나란히 놓여야 한다.

④ 세운 다리의 엉덩이와 발에 몸의 중심을 두고 몸통을 회전시킨다.

---

12 다음은 '보트 자세(나바 아사나)'에 대한 설명이다. 알맞지 않은 것은 무엇인가?

① V자를 만들었을 때 허리 아래가 둥글게 말리면 복부 단련의 효과가 없다.

② V자를 만들었을 때 허리가 뒤로 꺾이면 요통의 원인이 된다.

③ 척추는 반드시 곧게 펴져야 하므로 복부 힘이 부족하다면 무릎을 굽혀서라도 허리가 곧게 펴지게 한다.

④ 허벅지 안쪽과 복부(장요근 포함), 허리가 뻐근히 당긴다면 제대로 된 자세이다.

13 다음이 설명하는 자세가 무엇인지 산스크리트와 한글 이름 모두 쓰시오.

> 오른쪽 무릎을 굽혀 양손으로 오른발을 잡아 왼쪽 허벅지 위에 올린다. 왼손은 오른발을 잡아 고정하고 오른쪽 무릎은 앞으로 밀어 바닥으로 내린다. 왼쪽 다리도 같은 방법으로 오른쪽 다리 위에 겹쳐 올려 양쪽 다리를 결박한다. 구부린 다리 틈 사이로 양팔을 하나씩 끼워 넣고 양쪽 팔꿈치를 구부려 양손으로 뺨과 턱을 받친다. 엉덩이 뼈로 균형을 잡고 척추를 길게 위로 늘이며 가슴을 펴고 5회 호흡한다. 드리스티는 코끝이다.

14 오른쪽 사진은 '쿠쿠타 아사나(수탉 자세)'이다. 어깨 근력과 강한 반다의 힘이 동시에 잘 이루어져야 수행해낼 수 있다. 간혹 양쪽 다리를 결박하지 못하거나 다리 사이에 팔이 끼워지지 않는 경우, 대신 실행할 수 있는 자세로 적합한 것을 두 가지를 고르시오.

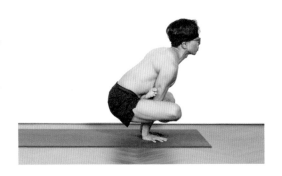

①   ②   ③   ④

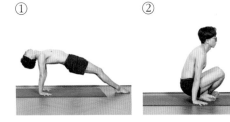 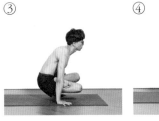 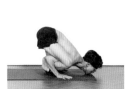

15 '밧다 코나 아사나 A'와 '밧다 코나 아사나 B'는 고관절을 부드럽게 해주며 골반의 움직이는 방향과 방법을 배우는 자세이다. A와 B에서 골반의 움직임이 어떻게 다른지 간단히 설명하시오.

16 다음 중 골반을 움직이는 방향(골반 경사)이 다른 자세는 무엇인가?

① 파스치모타나   ② 밧다 코나   ③ 우파비스타   ④ 아르다 밧다 파드
    아사나 A   아사나 B   코나 아사나 A   모타나 아사나

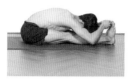 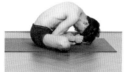 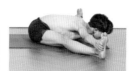 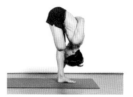

17 오른쪽 사진은 '자누 시르사 아사나 A'의 잘못된 실행법이다. 잘못된 부분을 동그라미로 표시하고 잘못된 이유와 올바른 실행법을 설명하시오. |5점|

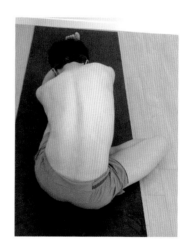

....

....

....

....

....

18 오른쪽 사진이 '우바야 파당구쉬타 아사나-양쪽 발가락 잡은 자세'는 V자 형태로 균형을 잡고 유지하는 자세이다. 이 자세의 올바른 반다와 드리스티는 무엇인가?

① 물라 반다—코끝

② 웃디야나 반다, 물라 반다—위

③ 웃디야나 반다—위

④ 우디야나 반다, 물라 반다—코끝

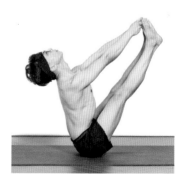

19 오른쪽 사진의 자세를 수행할 때 목 디스크가 있
거나 복부의 힘이 약하면 상체를 들어 올리는 데
어려움을 겪을 수 있다. 상체를 들어 올릴 수 없
다고 가정했을 때 어떤 방식으로 수행하는 것이
가장 좋을지 고르시오.

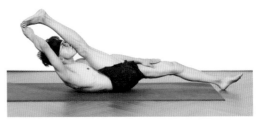

① 누운 상태로 오른쪽 무릎을 구부리고 양손
으로 무릎 바깥쪽을 잡은 채 가슴 쪽으로 당겨 엉덩이 스트레칭에 집중한다.
② 양쪽 다리를 펴고 양손은 깍지를 껴 뒤통수를 받치고 상체를 들어 올리며 복근 강화 운동에
집중한다.
③ 누운 상태로 오른쪽 발에 벨트를 걸고 양손으로 벨트를 잡은 후 다리 뒷면 스트레칭에 집중
한다.
④ 누운 상태로 눈을 감고 호흡하며 한 단계 쉬어간다.

20 '우르드바 다누라 아사나-위를 향한 활 자세'는 아쉬탕가 요가 풀 시리즈 전체를 통틀어 가장 강력한 후
굴 자세이다. 이 자세를 끝낸 후 어떤 자세로 허리의 피로감을 푸는 것이 효과적인지 산스크리트 이름
을 쓰시오.

....

21 다음 중 전통 하타 요가의 수련법을 기술한 주요 문헌이 아닌 것은?

① 고전 우파니샤드
② 하타 프라디피카
③ 게란다 상히타
④ 고락샤 샤타카

22 다음은 8단계 요가의 야마(금계)이다. 이들 중 가장 우선순위를 갖는 계율은 무엇인가?

① 브리흐미치리사(금욕)
② 아힘사(비폭력, 불살생)
③ 사트야(진실할 것)
④ 아스테야(남의 것을 훔치지 말 것)

23 다음은 8단계 요가의 니야마(권계)이다. 잘못 해석한 것은 무엇인가?

① 아사나와 호흡에 집중하여 충실하고 꾸준히 수련하는 것은 타파스에 해당된다.
② 이슈와라 프라니다나의 경우 신이라는 단어에 거부감이 일어난다면 신 대신 다른 초월적인 원리로 받아들여도 된다.
③ 산토샤의 실천은 야마의 아스테야, 아파리그라하를 수월하게 지킬 수 있도록 하는 내적 힘을 기른다.
④ 외적 사우차는 몸과 마음을 모두 청결히 하기 위해 목욕과 정결한 음식을 섭취하는 것이다.

24 다음 중 8단계 요가의 외적 요가에 들어가지 않는 것은 무엇인가?

① 야마
② 프라나야마
③ 아사나
④ 디야나

25 하타 요가에서 해탈을 이루기 위해 어떤 수련법에 중점을 두는지 쓰시오.

....

....

26   **다음 중 탄트라적 사상이 아닌 것은 무엇인가?**

① 여신 숭배 사상

② 세상은 각각 쉬바와 샥티에 의해 이루어졌다는 이원론적 관점

③ 인간의 신체는 해탈의 도구라는 관점

④ 쉬바는 순수한 의식이며 무활동성이며, 샥티는 쉬바의 활동적 측면이며 창조력이라는 관점

27   **다음 중 한국에 최초로 들어온 요가로 신체의 건강과 미용을 가장 우선순위에 두고 유행한 요가는 무엇인가?**

① 사티야난다 요가

② 인 요가

③ 아쉬탕가 빈야사 요가

④ 수정 요가

28   **다음 현대 요가에서 전통 하타 요가의 정화법 실천을 중시하는 것은 무엇인가?**

① 비크람 요가

② 아쉬탕가 빈야사 요가

③ 크리야 요가

④ 빈야사 요가

29   **무드라에 대한 설명 중 잘못된 것은 무엇인가?**

① 하타 요가의 무드라에는 세 가지의 반다가 속한다.

② 하타 요가의 반다 무드라는 3개를 한 조로 수련한다.

③ 탄트라나 불교에서 무드라는 수인을 가리킨다.

④ 하타 요가의 모든 무드라는 쿤달리니-샥티의 각성에 직접적인 작용을 한다.

30   **현대 요가가 학문적으로 발전한 세 가지 분야 및 특성에 대해 간단히 설명하시오.** | 5점 |

모의고사

─────────

정답

01 ②

02 ①

03 검지와 중지를 구부리고 나머지 손가락은 펴서 준비한다. 양쪽 콧구멍으로 숨을 다 내쉰다. 엄지로 오른쪽 콧방울을 눌러 콧구멍을 막고 왼쪽 콧구멍으로 숨을 마신다. 약지로 왼쪽 콧방울을 눌러 콧구멍을 막고 엄지를 풀어 오른쪽 콧구멍으로 숨을 내쉰다. 숨을 다 내쉰 후 다시 오른쪽 콧구멍으로 숨을 마신다. 오른쪽 콧구멍을 막고 왼쪽 콧구멍을 열어 숨을 내쉰다. 이 과정을 5~10회 반복한다.

04 육체, 정신, 영혼을 균형 있게 발달시키는 수행 방법이다. 현대 요가에서는 주로 자세 수련을 통해 몸을 조절하고 통제하는 수행법인 하타 요가가 가장 많이 알려져 있다. 하타 요가 수련을 통해 몸을 조절하고 통제하는 방법을 배우고 그것을 통해 서서히 마음으로 들어가는 훈련을 하게 된다. 요가의 궁극적인 목적은 몸과 정신이 고통 없이 평화로운 상태가 되는 것이다.

05 ④

06 볼스터

07 ②

08 ③

09 ④ - ③ - ① - ②

10 ③

11 ① - ③ - ②

12 빈야사

13 골반

14 ②

15 **질못된 이유**. 오른쪽 골빈이 들렸다.
올바른 실행법: 좌우 골반은 반드시 수평이어야 하고 양쪽 다 바닥에 닿아야 한다. 위로 다리를 포갠쪽(오른쪽) 엉덩이를 더 바닥으로 내리고 양쪽 허리 길이를 맞춘다.

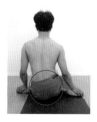

16 ④

17 ③

18 ②

19 **잘못된 이유**: 골반이 뒤로 누웠고 척추가 둥글게 말렸다. 발이 뒤로 누웠다.
올바른 실행법: 골반을 바닥으로부터 수직으로 세우고 척추를 바르게 편다. 뒤로 누운 발끝도 천장 쪽으로 바르게 세운다.

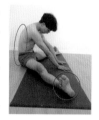

20 ③

21 ④

22 ④

23 물라 반다

24 아래를 향한 개 자세, 아도 무카 스바나 아사나

25

26 앞으로 접은 왼쪽 허벅지 바깥쪽과 엉덩이, 왼쪽 골반 안쪽

27 ④

28 ②

29 목뒤가 많이 당겨 힘들 때 등 아래에 담요를 깔아 목이 굽는 각도를 줄인다.
목뼈가 튀어나와 바닥에 닿아 아픈 경우에는 목뒤에 담요를 깐다.

30 ④

01 복식 호흡

02 필라테스는 재활 치료를 위해 만들어진 프로그램으로 현재는 몸의 움직임을 스스로 조절하기 위한 운동법으로 발전했다. 유연성과 지구력, 몸의 조절 능력과 호흡을 배우며 그중에서도 복부 중심의 근육을 강화하는 데 중점을 두고 그 과정에서 몸 전체를 강화하고 균형을 맞춰간다. 즉, 목적이 확실히 운동에 있다. 반면 요가의 목적은 '내 몸과 마음을, 더 나아가 삶의 균형을 찾아 결국 내면의 평화에 이르는 것'이다. 요가 수련 과정을 통해 몸이 균형을 잡게 되고 건강해지기는 하지만 육체 단련이 최종 목적이 아니다. 몸이 유연해지고 아름답게 가꿔지는 것은 수련을 통해 부수적으로 따라오는 것이다.

03 ①

04 **잘못된 이유**: 볼스터의 위치
올바른 실행법: 볼스터를 가슴 아래에 놓아야 한다.

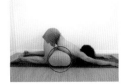

05 블록

06 ④

07 **잘못된 이유**: 척추가 둥글게 말렸다.
올바른 실행법: 상체를 덜 숙이더라도 엉덩이부터 정수리까지 몸 뒷면을 곧게 펴고 벨트를 잡아당기며 척추가 아닌 골반을 앞으로 굽힌다.

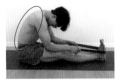

08 ①

09 의자

10 **잘못된 이유**: 허리가 바닥으로 푹 꺼졌다. 요통이 올 수 있다.
올바른 실행법: 아랫배를 허리 쪽으로 조이고 꼬리뼈를 아래로 말아 몸 뒷면이 편평하게 한다. 발뒤꿈치부터 정수리까지 굴곡 없이 곧게 펴진 상태를 만든다.

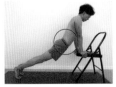

11 ④

12 ③

13 ②

14 ①

15 ①

16 ④

17 웃디야나 반다

18 ①

19 ③

20 수카 아사나

21 ②

22 **잘못된 이유**: 어깨와 귀가 너무 가깝고 어깨가 앞으로 말렸다.
올바른 실행법: 양쪽 어깨가 서로 멀어지게 좌우로 펴고 윗등과 어깨를 바닥 쪽으로 끌어 내린다. 가슴 앞부분과 목을 위로 길게 늘여 어깨와 귀를 멀리 떨어뜨린다.

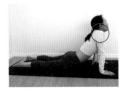

23 ①

24 ⑤ - ① - ③ - ⑥ - ② - ④ - ⑦ - ⑥ - ③ - ① - ⑤

25 발을 좀 더 앞으로 뺀다.

26 ①

27 ④

28 모세혈관

29 웃디야나 반다, 잘란다라 반다

30 ④

01 ③

02 ④

03 **잘못된 이유**: 무릎이 너무 뒤에 있다.
올바른 실행법: 무릎을 좀 더 앞으로 당겨 무릎과 골반이 수직이 되게 한다.

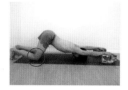

04 양발을 모아 11자로 놓고 반듯하게 선다. 아랫배를 수축하고 엉덩이와 허벅지 근육을 가볍게 조인 후 꼬리뼈를 안으로 말듯이 당긴다. 양쪽 어깨를 뒤로 열고 어깨를 낮춘다. 엄지발가락 아래 뼈, 새끼발가락 아래 뼈, 발뒤꿈치 이 세 지점에 체중을 동일하게 두고 발바닥 안쪽은 아치 모양을 유지한다. 발은 단단히 바닥으로 뿌리를 내리고 하체는 단단한 산처럼 느껴지게 한다. 정수리는 위로 길게 뻗고 턱을 살짝 뒤통수 쪽으로 당긴다. 몸 전체가 배꼽을 중심으로 위아래로 뻗게 한다.

05 손목과 어깨가 좀 더 편안해지며 다리 뒤쪽의 당김이 줄어든다.

06 ③

07 ③

08 (1) 반달 자세, 아르다 찬드라 아사나
(2) 하체의 근력이 좋아진다. 균형 감각이 좋아진다.
(3) 왼발 또는 왼쪽 다리

09 테라피라는 단어는 치료를 위한 '요법'이란 뜻이다. 테라피 요가는 요가 수련을 통해 특정한 부위의 통증을 줄이거나 없애는 것을 목적으로 하는 요가이다.

10 ② - ③ - ①

11 ①

12 ③

13 ④

14 웃자이 호흡

15 ④

16 수리야 나마스카라, 태양 경배 체조

17 **잘못된 이유**: 골반이 틀어졌다
올바른 실행법: 오른쪽 골반을 아래로 더 눌러 양쪽 골반의 높이를 맞추면서 왼쪽으로 기운 상체도 중앙으로 이동한다. 골반의 높이를 맞춰야 양쪽 허리의 길이도 같아진다. 오른쪽 다리는 밖으로 벌어지면 안 되고 오른쪽 엉덩이가 뒤로 곧게 뻗어야 한다.

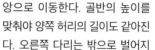
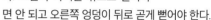
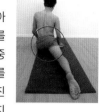

18 빈야사 요가

19 **잘못된 이유**: 척추가 둥글게 말렸다.
올바른 실행법: 발뒤꿈치를 살짝 들거나 무릎을 살짝 굽혀 골반을 부드럽게 한 후 아랫배를 허벅지 쪽으로 좀 더 가깝게 밀어 손부터 엉덩이까지 척추가 일직선으로 곧게 펴지게 한다. 다리 뒷면이 당기는 감각이 느껴질 정도로만 무릎을 굽히면 된다.

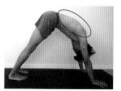

20 ③

21 ②

22 웃디야나 반다

23 ②

24 물고기 자세
어깨 서기와 쟁기 자세는 목과 상체를 앞으로 숙이는 자세이다. 두 자세를 연속해서 실행한 후에는 물고기 자세를 통해 목과 가슴을 뒤로 젖혀야 몸이 한쪽으로 치우치지 않고 균형을 맞출 수 있다.

25 ③

26 ①

27 고관절, 척추, 이깨

28 ③

29 앞으로 굽어진 몸을 펴준다. 등과 허리 근육을 강화시킨다. 복부 힘이 좋아진다.

30 ②

01   ③

02   **잘못된 이유**: 허리가 뒤로 꺾였다. 골반이 전방 경사되었다.

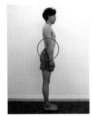

올바른 실행법: 꼬리뼈를 바닥으로 말아 내리고 아랫배를 뒤로 조여 골반을 중립으로 만든다. 상체를 뒤로 조금 더 이동해 척추가 바닥과 수직이 되게 한다.

03   ①

04   양발을 골반 너비 혹은 편하게 느껴지는 간격으로 벌린다. 양손도 골반에서 적당히 떨어뜨리고 손바닥이 위를 보게 한다. 손바닥이 아래를 봐도 괜찮다. 목을 편하게 가운데에 두고 턱과 이마 등 얼굴 근육의 긴장을 푼 후 눈을 감는다. 귀와 어깨를 멀리 두고 골반을 한 번 들었다 내린 후 등과 어깨도 한 번 들었다 편히 내린다. 온몸에 힘을 모두 빼고 자연스러운 호흡을 한다. 호흡 조절을 하기 위해 애쓰지 말고 그냥 내버려둔다. 자연스럽게 호흡이 들어오고 나가는 것을 느낀다.

05   ②

06   왼쪽 허리와 골반을 연결하는 측면 근육, 왼쪽 어깨부터 왼쪽 목의 측면

07   **잘못된 이유**: 왼쪽 골반이 들렸다.

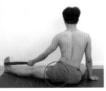

올바른 실행법: 좌우 엉덩이는 꼭 양쪽 다 바닥에 닿아야 한다. 어렵다면 바닥에 있는 오른쪽 엉덩이 아래에 담요를 깔아 양쪽 엉덩이의 높이를 맞춘다. 또는 편 왼쪽 다리의 무릎을 구부려 발뒤꿈치를 바닥에 고정하고 왼쪽 엉덩이를 바닥에 댄다.

08   ④

09   ③

10   ②

11   담요를 두툼하게 접어 엉덩이 아래에 받쳐준다. 상황에 따라 담요의 두께는 조절 가능하다. 엉덩이의 높이가 조금 높아지면 허리를 좀 더 펼 수 있기 때문에 바르게 앉는 데 도움이 된다.

12   **잘못된 이유**: 골반이 틀어지면서 상체가 오른쪽으로 기울었다.

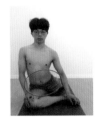

올바른 실행법: 오른쪽 무릎을 좀 더 밖으로 빼고 왼쪽 골반과 허벅지 앞부분을 바닥 쪽으로 더 낮춰서 양쪽 골반의 높이를 맞춘다.

13   ①

14   ①

15   아사나

16   ③, ①, ②, ④

17   **잘못된 이유**: 골반이 틀어지고 상체가 너무 왼쪽 바깥쪽으로 빠졌다.

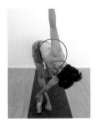

올바른 실행법: 오른쪽 골반을 뒤로 더 빼고 상체를 오른쪽 다리 쪽으로 더 이동한다. 양쪽 골반을 수평으로 둔다.

18   벨트로 발과 골반을 고정시킨 채 무릎을 양옆으로 벌리고 바닥으로 누르면 벨트 없이 할 때보다 훨씬 강한 허벅지 안쪽의 스트레칭 효과가 있다.

19   ② - ① - ③

20   ④

21   ③

22   비스듬한 어깨 서기, 비파리타 카라니

23   발바닥

24   ③

25   **잘못된 이유**: 어깨와 척추가 과신전(바닥으로 푹 꺼짐)되었다.

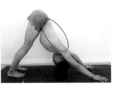

올바른 실행법: 앞쪽 갈비뼈와 아랫배를 등 쪽으로 수축해 척추 뒷면이 편평해지게 한다. 손부터 척추를 지나 엉덩이까지는 바닥으로 꺼지지 않고 일직선으로 곧게 뻗어야 한다.

26 ③

27 반대 방향 반복, 빈야사

28 멈추지 않고 이어지는 움직임을 통해 몸을 충분히 달궈 근육과 관절을 부드럽게 한다. 준비 운동 개념이며 이 과정은 본격적인 자세 수행을 할 때 좀 더 자세를 잘 만들어줄 수 있고 부상의 위험을 줄인다.

29 ④

30 날개뼈를 허리 쪽으로 끌어 내린다. 양쪽 어깨를 좌우로 넓게 펼친다.

---

01 ②

02 ③

03 ②

04 ①

05 ④

06 벨트

07 ②

08 ②

09 골반

10 ③

11 ②

12 ②

13 ③

14 ②

15 ④

16 양발을 골반 너비로 벌린 후 11자로 놓고 골반을 위로 들어 올려 다리 자세를 만든다. 양쪽 손가락을 펼쳐 손가락이 어깨 쪽으로 향하도록 뒤집어 얼굴 옆의 바닥에 놓는다. 팔꿈치가 밖으로 벌어지지 않도록 한다. 숨을 마시며 손으로 바닥을 밀어 고개를 젖혀 정수리를 바닥에 놓는다. 숨을 내쉬며 손으로 바닥을 밀어 팔을 완전히 펴고 몸을 위로 들어 올린다. 가능한 수련자는 들숨 한 번에 올라가도 좋고, 양쪽 다리를 곧게 펴며 몸 앞면 전체를

최대한 늘인다. 양쪽 다리가 벌어지지 않도록 엄지발가락 아래 뼈를 바닥으로 눌러 다리 안쪽에 힘을 준다. 고개를 젖혀 바닥을 보며 양쪽 날개뼈를 허리 쪽으로 당겨 귀와 어깨가 멀어지게 한다.

17 ④

18 ①

19 ③

20 구부정했던 어깨와 가슴이 펴진다. 굳어 있던 어깨가 부드러워져 통증이 경감되고 어깨와 목 주변의 혈액 순환이 좋아진다.

21
22

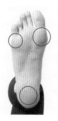

23 **잘못된 이유**: 척추가 둥글게 말렸다.
올바른 실행법: 손으로 발을 꼭 잡지 않아도 된다. 벨트를 발에 걸어도 좋고 손으로 정강이를 잡아도 좋으니 가슴과 척추를 곧게 편다. 몸

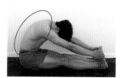

을 숙일 때는 척추가 아닌 골반을 앞으로 굽혀 내려간다. 아랫배가 점점 허벅지와 가까워지게 하고 척추가 둥글게 말린다면 그만 내려간다. 다리 뒤의 자극이 느껴지는지 확인한다. 아래로 내려가려는 힘보다는 엉덩이를 뒤로 밀 때 상체는 앞으로 민다는 느낌으로 한다.

24 등을 바닥에 대고 누웠을 때 간혹 허리가 불편한 경우가 있다. 무릎 아래에 담요를 말아 넣으면 바닥에서 들려 있던 허리 아랫부분의 아치가 좀 더 펴지며 허리의 불편함이 줄어든다.

25 **잘못된 이유**: 골반이 틀어지면서 상체의 각도가 굽힌 오른쪽 다리 쪽으로 기울었다. **올바른 실행법**: 왼쪽 골반을 아래로 더 낮춰 양쪽 골반의 높이를 수평으로 둔다. 양쪽 옆구리의 길이를 맞추고 오른쪽으로 딸려갔던 상체를 중앙으로 이동한다.

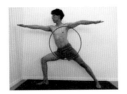

26 ③

27 ④

28 웃디야나 반다

29 ②

30 양쪽 다리를 펴 바르게 모으고 눕는다. 손바닥이 바닥을 향하게 하며 양팔을 펴 양손을 엉덩이 아래로 깊이 넣는다. 팔꿈치가 등 뒤에 있게 하고 들숨에 팔꿈치로 바닥을 밀어 가슴을 위로 확장해 들어 올린 후 머리를 뒤로 젖혀 정수리를 바닥에 댄다. 윗등 근육을 허리 쪽으로 끌어 내려 어깨와 귀를 멀리 두고 아랫배를 수축한다. 체중이 정수리에 많이 실리지 않도록 아랫배와 하체에 힘을 준다. 양쪽 다리는 곧게 뻗는다. 꼬리뼈를 발 쪽으로 말아 내려 허리 뒤가 너무 좁게 꺾이지 않도록 한다.

01 ③

02 ③

03 육체, 정신, 영혼을 균형 있게 발달시키는 수행법이다. 현대 요가에서는 주로 자세 수련을 통해 몸을 조절하고 통제하는 방법을 배운 후 그것을 통해 서서히 마음으로 들어가는 훈련을 하게 되는 하타 요가가 많이 알려져 있다. 요가의 궁극적인 목적은 몸과 정신이 고통 없이 평화로운 상태가 되는 것이다.

04 ②

05 **잘못된 이유**: 무릎 사이가 너무 넓게 벌어졌다.
올바른 실행법: 허벅지 안쪽에 힘을 줘 양쪽 무릎 사이를 골반 너비만큼 좁힌다.

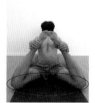

06 ④

07 살라바 아사나, 비달라 아사나, 파스치모타나 아사나, 발라 아사나

08 **잘못된 이유**: 무릎이 너무 뒤에 있다.
올바른 실행법: 무릎을 앞으로 더 옮겨 골반과 무릎이 수직이 되게 한다.

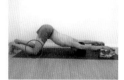

09 ②

10 ④

11 ①

12 ②

13 담요를 두툼하게 접어 엉덩이 아래에 받쳐준다. 상황에 따라 담요의 두께는 조절이 가능하다. 엉덩이의 높이가 조금 높아지면 허리를 좀 더 펼 수 있기 때문에 바르게 앉는 데 도움이 된다.

14 고대 인도 요가에서 아사나는 명상을 하기 알맞은 앉은 자세를 의미했다. 반면 현대 요가에서 말하는 아사나는 운동 효과를 얻을 수 있는 자세들을 의미한다.

15 ④

16 물라 반다

17 ① - ①, ② - ④, ③ - ②, ④ - ③

18 ①

19 오른, 어깨, 등, 왼, 손

20 **잘못된 이유**: 골반이 틀어졌다.
올바른 실행법: 골반이 좌우로 나란해야 한다. 즉 좌우 엉덩이 높이가 같아야 하고 양쪽 허리의 길이가 같아야 한다. 왼쪽 골반을 뒤로 밀면서 위로 들어 오른쪽 골반과 맞춘다.

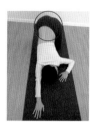

21

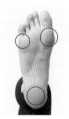

22 ①

23 팔 또는 팔 아랫면

24 **잘못된 이유**: 어깨와 귀가 너무 가깝고 어깨가 앞으로 말렸다.
올바른 실행법: 양쪽 어깨가 서로 멀어지게 좌우로 편다.
윗등과 어깨를 바닥 쪽으로 끌어 내려 어깨와 귀를 멀리 떨어뜨리고 목을 위로 길게 늘인다. 어깨보다 가슴이 앞으로 더 확장되게 한다.

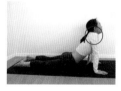

25 ④

26 ④

27 위를 향한 개 자세-우르드바 무카 스바나 아사나
코브라 자세-부장가 아사나

28 ③

29 하타 요가, 인도, 중세

30 ②

01 검지와 중지를 구부리고 나머지 손가락은 펴서 준비한
다. 양쪽 콧구멍으로 숨을 다 내쉰다. 엄지로 오른쪽 콧
구멍을 막고 왼쪽 콧구멍으로 숨을 마신다. 약지로 왼쪽
콧구멍을 막고 엄지를 풀어 오른쪽 콧구멍으로 숨을 내
쉰다. 숨을 다 내쉰 후 다시 오른쪽 콧구멍으로 숨을 마
신다. 오른쪽 콧구멍을 막고 왼쪽 콧구멍을 열어 숨을 내
쉰다. 이 과정을 5~10회 반복한다.

02 ③

03 쿠르마 아사나, 아기 자세, 누운 영웅 자세, 파스치모타나
아사나

04 **잘못된 이유**: 볼스터의 위치
올바른 실행법: 볼스터를 가
슴 아래에 놓아야 한다.

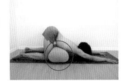

05 ②

06 **잘못된 이유**: 골반이 전방 경사되
어 허리가 뒤로 꺾었고 상체가 앞
으로 쏟아졌다.
올바른 실행법: 꼬리뼈를 바닥으로
말아 내리고 아랫배를 뒤로 조여
골반을 중립으로 만들고 상체를 뒤
로 조금 더 이동해 척추가 바닥과
수직이 되게 한다.

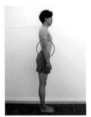

07 발바닥, 골반, 귀, 앞, 뒤, 허벅지

08 바즈라 아사나, 팔라카 아사나, 우르드바 무카 스바나 아
사나, 아도 무카 스바나 아사나

09 ③

10 ①

11 **잘못된 이유**: 골반이 뒤로 누웠고
척추가 둥글게 말렸다. 발이 뒤로
누웠다.
올바른 실행법: 후방 경사된 골반
을 좀 더 앞으로 세워 바닥과 수직
으로 만들고 가슴을 펴고 척추를

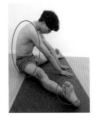

바르게 편다. 발끝도 천장 쪽으로 바르게 세운다.

12 ③

13 ④

14 아랫배를 단단히 조이고 꼬리뼈를 바닥으로 말아 내린
다. 허리 아랫부분을 꺾는 것보다는 등을 수축하고 가슴
을 늘이는 데 더 집중한다. 들어 올린 다리를 곧게 펴 엉
덩이 근육을 조인다.

15 골반이 틀어졌거나 척추가 휘었다면 똑바로 구르지 못
한다.

16 ②

17 **잘못된 이유**: 양쪽 골반의 높이가
다르다.
올바른 실행법: 오른쪽 골반을 아
래로 낮춰 양쪽 골반의 높이를 나
란히 맞춘다. 골반의 높이를 맞추
면 양쪽 허리의 길이도 맞출 수
있다.

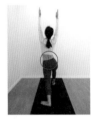

18 ①

19 **방법**: 들숨에 가슴부터 옆구리, 갈비뼈 등 흉곽 전체를
사방으로 확장한다. 이때 아랫배는 함께 확장하지 않고
가만히 있는다. 날숨에는 아래쪽 갈비뼈부터 쥐어짜내듯
이 줄이며 확장했던 모든 부분을 줄인다. 내쉬는 숨의 끝
으로 갈수록 웃디야나 반다를 아주 조금씩 더 깊게 실행
한다. 호흡을 할 때 어깨가 들썩이지 않아야 한다.
특징: 몸에 열을 내어 따뜻하게 데워주는 역할을 한다.
몸의 중심을 잡아주는 웃디야나 반다를 실행하기에도 알
맞은 호흡법이다. 따라서 자세의 난이도가 높아질수록
이 호흡법을 실행하면 부상의 위험을 줄일 수 있다. 성문
을 수축해 숨이 들어오고 나가는 양을 조절해 숨의 길이
를 늘일 수 있다는 점과 소리를 직접 들으며 몸의 리듬을
호흡과 맞추며 집중할 수 있다는 특징도 있다.

20 ②

21 ③

22 어깨와 윗등 가운데와 주변

23 **잘못된 이유**: 척추가 둥글게 말렸다.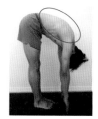
올바른 실행법: 무릎을 살짝 굽히고 척추를 곧게 편 후 골반을 굽혀 아랫배와 허벅지가 가장 먼저 가까워지게 한다. 다리 뒤에 자극이 올 징도로 굽혀 내려긴다.

24 ②

25 ③

26 ③

27 ②

28 아사나

29 ①

30 아랫배를 단단히 조여 뒤로 수축하고 상체를 앞으로 세워 바닥과 수직으로 둔다. 왼발로 비닥을 단단히 밀고 무릎을 편다. 오른쪽 허벅지를 조여 오른쪽 다리를 위로 들어 올리면서 복부와 오른쪽 허벅지의 간격을 좁히려 노력한다.

INTERMEDIATE   정답   3회

01 필라테스는 재활 치료를 위해 만들어진 프로그램으로 현재는 몸의 움직임을 스스로 조절하기 위한 운동법으로 발전했다. 유연성과 지구력, 몸의 조절 능력과 호흡을 배우며 그중에서도 복부 중심의 근육을 강화하는 데 중점을 두고 그 과정에서 몸 전체를 강화하고 균형을 맞춰간다. 즉, 목적이 확실히 운동에 있다. 반면 요가의 목적은 '내 몸과 마음을, 더 나아가 삶의 균형을 찾아 결국 내면의 평화에 이르는 것'이다. 요가 수련 과정을 통해 몸이 균형을 잡게 되고 건강해지기는 하지만 육체 단련이 최종 목적은 아니다.

02 ①

03 양발을 모아 반듯하게 선다. 아랫배를 수축하고 엉덩이와 허벅지 근육을 가볍게 조인 후 꼬리뼈를 안으로 말듯이 당긴다. 양쪽 어깨를 뒤로 열고 어깨를 낮춘다. 엄지발가락 아래 뼈, 새끼발가락 아래 뼈, 발뒤꿈치 뼈 이 세 군데에 체중을 동일하게 두고 발바닥 안쪽은 아치 모양을 유지한다. 발이 단단히 바닥으로 뿌리를 내리고 정수리는 위로 길게 뻗고 턱을 살짝 뒤통수 쪽으로 당긴다. 몸 전체가 배꼽을 중심으로 위아래로 뻗게 한다.

04 **잘못된 이유**: 골반이 틀어졌다.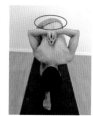
올바른 실행법: 오른쪽 골반을 뒤로 더 밀고 왼쪽 골반을 앞으로 당겨 양쪽 골반의 높이를 맞춘다. 양쪽 허리의 길이가 같아야 한다.

05 ③

06 ①

07 파리브르타 자누 시르사 아사나, 숩타 밧다 코나 아사나, 밧다 코나·마츠야 아사나, 사바 아사나

08 벨트로 발과 골반을 고정시킨 채 무릎을 양옆으로 벌리고 바닥으로 누르면 벨트 없이 할 때보다 훨씬 강한 스트레칭의 효과가 있다.

09 골반

10 **잘못된 이유**: 골반이 앞으로 기울며 허리가 꺾이고 상체가 앞으로 기울었다.

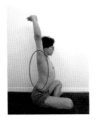

올바른 실행법: 아랫배를 뒤로 조이고 꼬리뼈를 바닥으로 끌어 내려 골반을 중립으로 만들고 허리를 편다. 앞으로 기운 상체를 바닥과 수직으로 만들고 엉덩이와 허벅지를 바닥으로 묵직하게 내려서 어깨를 뒤로 젖힐 때 하체와 허리가 흔들리지 않아야 한다.

11 왼쪽 다리의 안쪽과 뒤쪽, 오른쪽 몸 측면, 오른쪽 어깨

12 ②

13 ①

14 ④

15 ③

16 ②

17 몸 뒤를 조이는 것보다 몸 앞면을 최대한 확장하고 늘이는 데 집중한다.
아랫배를 조이고 꼬리뼈를 위로 말아 올려 가능한 한 허리 뒤에 공간을 만든다.
가슴을 최대한 확장하고 허리보다는 등 뒤에서 굴곡이 느껴지게 한다.
골반을 최대한 높이 들어 올린다.
엄지발가락 아래 뼈가 들리지 않게 바닥으로 단단히 눌러 다리 안쪽에 힘이 느껴지게 한다.

18 웃카타 아사나, 웃디야나 반다, 발, 어깨, 귀

19 ③

20 아쉬탕가 빈야사 요가

21 ④

22 무릎을 살짝 구부려 다리 뒤의 당기는 자극을 줄이면 골반이 조금 더 부드럽게 앞으로 굽어진다. 그 후 아랫배와 허벅지의 간격을 좁히고 손으로 바닥을 밀어 척추를 곧게 편다.

23 ①

24 ②

25 고전 요가는 영적 수행 전통으로 인도에서 발생했고 서기 2~5세기 무렵 체계가 생긴 요가이며, 마음의 동요를 사라지게 하는 것이 목표로 명상 수행이 중심인 요가다. 8단계(가지) 실천법이 있다. 반면 핫 요가나 에어리얼 요가는 현대인의 다이어트 및 운동을 위해 현대인이 계발한 요가로, 인도의 명상 전통과는 거리가 먼 요가이다.

* 1줄로 핵심을 맞게 쓸 시에는 3점, 2줄 이상 서술 시 5점, 핵심을 비껴가면 틀린 답

26 골반 앞부분과 허벅지 앞부분

27

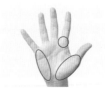

28 ③

29 양손과 양발

30 ③

01 ④

02 ③

03 **잘못된 이유**: 골반이 틀어지고 상체가 너무 바깥쪽으로 빠졌다. **올바른 실행법**: 오른쪽 골반을 뒤로 더 밀고 상체를 오른쪽 다리 쪽으로 더 가깝게 붙인다. 양쪽 골반을 수평으로 둔다.

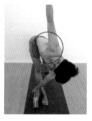

04 왼쪽 허리와 골반을 연결하는 측면 근육, 왼쪽 어깨부터 왼쪽 목의 측면

05 ③

06 테라피라는 단어는 치료를 위한 '요법'이란 뜻이다. 테라피 요가는 요가 수련을 통해 특정한 부위의 통증을 줄이거나 없애는 것을 목적으로 하는 요가이다.

07 오른쪽 다리 뒤, 왼쪽 허벅지 앞쪽, 오른쪽 어깨부터 등, 허리, 엉덩이 바깥쪽, 왼쪽 어깨부터 왼쪽 목

08 **잘못된 이유**: 발등이 바닥에서 들렸다. **올바른 실행법**: 발등을 바닥으로 꾹 눌러 무게 중심이 상체가 아닌 하체 뒤쪽으로 가게 한다.

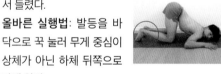

09 복부

10 반다, 웃디야나 반다, 물라 반다, 잘란다라 반다, 마하 반다

11 척추를 바르게 펴고 선다. 대지와 연결된 발을 단단히 누른다.
아랫배를 살짝 조여 웃디야나 반다를 가볍게 하고 성대 주변(성문)을 살짝 조인다. 혀끝을 둥글게 말아 입천장에 살짝 대면 목구멍 입구가 좀 더 확보된다. 성문을 조인 채 숨을 마시며 가슴, 옆구리, 갈비뼈 전체를 서서히 확장한다. 숨을 내쉴 때 갈비뼈 아랫부분부터 서서히 조이며 확장되었던 몸통을 줄인다. 내쉬는 숨의 끝으로 갈수록 웃디야나 반다를 조금 더 적용하면 몸통을 줄이는 게 더 수월하다. 귀로 호흡 소리를 듣는다.

12 ④

13 ④

14 ②

15 웃티타 트리코나 아사나, 왼손, 왼쪽, 오른쪽, 하체, 귀, 아랫배

16 ①

17 **잘못된 이유**: 골반이 틀어졌다. **올바른 실행법**: 오른쪽 골반을 아래로 더 눌러 양쪽 골반의 높이를 맞추면서 왼쪽으로 기운 상체도 중앙으로 이동한다. 골반의 높이를 맞춰야 양쪽 허리의 길이도 같아진다. 오른쪽 다리는 밖으로 나가면 안 되고 오른쪽 엉덩이 뒤로 곧게 뻗어야 한다.

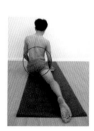

18 ②

19 **잘못된 이유**: 척추가 둥글게 말렸다. **올바른 실행법**: 발뒤꿈치를 살짝 들거나 무릎을 굽힌 후 양손부터 엉덩이까지 척추를 곧게 편다. 다리 뒷면의 당기는 감각이 느껴질 정도로만 무릎을 굽힌다.

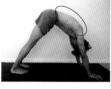

20 ④

21 ③

22 본격적인 자세 수행에 앞서 몸을 데워주는 준비 운동 개념이고 정신을 내면으로 집중시켜주는 과정이다.

23

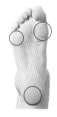

24 ③

INTERMEDIATE   정답   5회

01 ②

02 아르다 찬드라 아사나, 웃타나 아사나, 웃티타 트리코나 아사나, 파르스보타나 아나사

03 벨트를 바깥으로 밀어내는 힘으로 등을 수축하고 이완하는 데 도움을 받게 된다. 벨트 없이 할 때에 비해 몸의 앞뒷면이 좀 더 강하게 수축되고 늘어나게 된다.

04 (1) 반달 자세, 아르다 찬드라 아사나
  (2) 하체의 근력이 좋아지고 균형 감각이 좋아진다.
  (3) 왼발 또는 왼쪽 다리

05 골반

06 파르바타 아사나, 마카라 아사나, 칸다라 아사나, 숩타 파 당구쉬타 아사나

07 하타 요가

08 ④

09 **잘못된 이유**: 어깨가 굽었다. 무릎 이 발가락선을 넘어갔다.
올바른 실행법: 팔꿈치를 더 뒤로 젖혀 엉덩이부터 팔꿈치까지 일직 선으로 만들어야 한다.
엉덩이를 더 뒤로 빼고 무릎을 발 가락 선에 맞춘다. 아랫배를 단단 히 조인다. 발바닥 전체에 체중을 싣지만 아직도 무릎에 체중이 실려 있다면 발뒤꿈치를 바닥으로 더 단단히 눌 러 무릎을 좀 더 가볍게 한다.

10 (1) 독수리 자세, 가루다 아사나
  (2) 양쪽 어깨 바깥쪽, 양쪽 골반 바깥쪽
  (3) 하체의 근력 강화, 어깨와 골반 주변 스트레칭으로 통 증 완화, 균형 감각 발달

11 웃디야나 반다

12 **잘못된 이유**: 척추가 둥글게 말렸다.
올바른 실행법: 손으로 발 을 꼭 잡지 않아도 된다. 벨 트를 발에 걸어도 좋고 손으 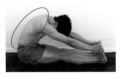 로 정강이를 잡아도 좋으니 가슴을 펴고 척추를 곧게 편 다. 척추가 아닌 골반을 앞으로 굽혀 내려간다. 아랫배가 점점 허벅지와 가까워지게 하고 척추가 둥글게 말린다면 그만 내려간다. 다리 뒤의 자극이 느껴지는지 확인한다. 아래로 내려가려는 힘보다는 엉덩이를 뒤로 밀 때 상체 는 앞으로 민다는 느낌으로 내려간다.

13 ④-①-⑤-③

14 ④

15 ②

16 차크라

17 우르드바 무카 스바나 아사나(위를 향한 개 자세)에서 숨을 내쉬며 엉덩이를 위로 밀어 올린다.
양손으로 바닥을 밀어 기지개를 켜듯 온몸을 늘이며 양 발은 11자, 골반 너비로 놓고 발뒤꿈치를 바닥에 붙인다. 양쪽 어깨 사이와 날개뼈를 좌우로 넓게 펴고 시선은 배 꼽을 본다. 아랫배를 조여 허벅지 방향으로 밀고 허벅지 앞을 수축해 끌어 올린다. 몸 앞쪽 갈비뼈와 아랫배를 등

방향으로 수축해 웃디야나 반다를 한다. 마치 기지개를 켜듯 몸 뒷면의 전체를 늘인다.

18 웃디야나 반다

19 파스치모타나 아사나, 다리 뒷면 ,엉덩이, 웃디야나 반다

20 **잘못된 이유**: 무릎이 안으로 쓰러졌다.
올바른 실행법: 허벅지를 밖으로 열어 무릎이 발목과 수직이 되게 놓는다.

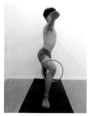

21 ①

22 ④

23 늘이고 있는 오른쪽 몸 바깥쪽 측면, 구부린 왼쪽 다리의 안쪽 허벅지

24 ①

25 ②

26 어깨와 날개뼈가 이어지는 부분

27 ①

28 엉덩이, 허벅지 아랫부분, 세워놓은 발바닥

29 ③

30 하타 요가는 자세 하나를 실행한 뒤 자세를 풀고 돌아간 후 다시 반대쪽을 실행한다. 빈야사 요가는 자세와 자세를 연결하는 일련의 연속 자세(빈야사)를 통해 한 시간 동안 마치 춤을 추는 것처럼 시퀀스를 연결한다. 즉 하타 요가와 빈야사 요가의 가장 큰 차이는 일련의 연속 자세(빈야사)가 있고 없고의 차이다.

INTERMEDIATE   정답   6회

---

01 ②

02 ①

03 양발을 골반 너비 정도로 벌린다. 양손도 골반에서 적당히 떨어뜨리고 손바닥이 위를 보게 한다. 목을 편하게 가운데에 두고 얼굴 근육의 긴장을 푼 후 눈을 감는다. 어깨와 귀를 멀리 떨어뜨리고 골반을 한 번 들었다 내린다. 등과 어깨도 한 번 들었다 편히 내린다. 온몸에 힘을 모두 빼고 자연스러운 호흡을 한다. 호흡 조절을 하기 위해 애쓰지 말고 그냥 내버려눈다. 사언스럽게 호흡이 들이오고 나가는 것을 느낀다.

04 **잘못된 이유**: 척추가 둥글게 말렸다.
올바른 실행법: 덜 내려가더라도 엉덩이부터 정수리까지 몸 뒷면을 곧게 펴고 벨트를 잡아당기며 척추가 아닌 골반을 앞으로 굽힌다.

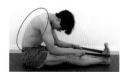

05 ②

06 테라피라는 단어는 치료를 위한 '요법'이란 뜻이다. 테라피 요가는 요가 수련을 통해 특정한 부위의 통증을 줄이거나 없애는 것을 목적으로 하는 요가이다.

07 ②

08 ④

09 아랫배를 조이고 꼬리뼈를 바닥으로 내리며 엉덩이 근육을 수축한다.

10 ④

11 어깨 또는 어깨 뒷면

12 (1) 토끼 자세, 사상가 아사나
(2) 목 디스크

13 웃디야나 반다

14 잘란다라 반다, 에너지가 위로 새어나가는 것을 방지한다.

15 ④

16 ③

17 ②

18 ②

19 ④

20 **잘못된 이유**: 왼쪽 골반이 들렸다.
올바른 실행법: 양쪽 엉덩이를 전부 바닥에 댄다. 어렵다면 오른쪽 엉덩이 아래에 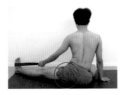담요를 깔아 양쪽 엉덩이의 높이를 맞춘다. 또는 왼쪽 무릎을 살짝 굽히고 왼쪽 엉덩이를 바닥으로 낮춘다.

21 ②

22 ① - ①, ② - ④, ③ - ②, ④ - ③

23 **잘못된 이유**: 어깨와 척추가 과신전(바닥으로 푹 꺼짐)되었다.
올바른 실행법: 앞쪽 갈비뼈와 아랫배를 등 쪽으로 수축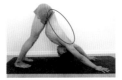해 척추 뒷면이 편평해지게 한다. 손부터 척추를 지나 엉덩이까지 바닥으로 꺼지지 않게 일직선으로 곧게 뻗는다.

24 **잘못된 이유**: 골반이 전방 경사되며 상체의 각도가 앞으로 기울었다.
올바른 실행법: 꼬리뼈를 바닥으로 말아 내리고 아랫배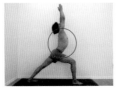를 허리 뒤쪽으로 조여 골반을 중립으로 만들고 상체를 뒤로 좀 더 이동해 바닥과 수직으로 만든다.

25 양발을 골반 너비로 벌린 후 11자로 놓고 골반을 위로 들어 다리 자세를 만든다. 양쪽 손가락을 펼쳐 손가락이 어깨 쪽으로 향하도록 뒤집어 얼굴 옆 바닥에 놓는다. 숨을 마시며 손으로 바닥을 밀어 고개를 젖혀 정수리를 바닥에 놓는다. 숨을 내쉬며 손으로 바닥을 밀어 팔을 완전히 펴고 몸을 위로 들어 올린다. 가능하면 들숨에 몸을 다 들어 올려도 좋다. 양쪽 다리를 곧게 펴고 몸 앞면 전체를 최대한 늘인다. 양쪽 다리가 벌어지지 않도록 엄지발가락 아래 뼈를 바닥으로 눌러 다리 안쪽에 힘을 주고 아랫배를 조이며 꼬리뼈를 위로 말아 올린다. 고개를 젖혀 바닥을 보며 양쪽 날개뼈를 허리 쪽으로 당겨 귀와 어깨가 멀어지게 한다.

26 ②

27 양발을 11자로 모아 서고 코끝을 응시한다. 발은 바닥 아래로 깊게 누르고 척추와 정수리는 위로 길게 늘인다. 양쪽 허벅지 앞을 끌어 올리고, 아랫배를 조인다. 꼬리뼈를 아래로 말아 내려 허리가 뒤로 젖혀지지 않게 한다. 가슴을 확장하고 양쪽 어깨가 좌우로 서로 멀어지게 한다. 귀와 어깨를 멀리 두고 턱을 뒤통수 쪽으로 살짝 당겨 어깨와 귀를 수직으로 둔다.

28 ①

29 ②

30 ①

01 육체, 정신, 영혼을 균형 있게 발달시키는 수행 방법이다. 현대 요가에서는 주로 자세 수련을 통해 몸을 조절하고 통제하는 수행법인 하타 요가가 가장 많이 알려져 있다. 하타 요가 수련을 통해 몸을 조절하고 통제하는 방법을 배우고 그것을 통해 서서히 마음으로 들어가는 훈련을 하게 된다. 요가의 궁극적인 목적은 몸과 정신이 고통 없이 평화로운 상태가 되는 것이다.

02 ④

03 아르다 찬드라 아사나, 웃타나 아사나, 웃티타 트리코나 아사나, 파르스보타나 아나사

04 ②

05 벨트로 발과 골반을 고정시킨 채 무릎을 양옆으로 벌리고 바닥으로 누르면 벨트 없이 할 때보다 훨씬 강한 스트레칭의 효과가 있다.

06 고대 인도 요가에서 아사나는 명상을 하기 알맞은 앉은 자세를 의미한다. 반면 현대 요가에서 말하는 아사나는 운동 효과를 얻을 수 있는 자세들을 의미한다.

07 ②

08 ①

09 수카 아사나로 앉거나 척추를 바르게 펴고 서서 발을 바닥으로 단단히 누른다.
아랫배를 살짝 조여 웃디야나 반다를 실행하고 성문을 살짝 조인다. 혀끝을 둥글게 말아 입천장에 살짝 대고 숨을 마시며 가슴, 옆구리, 갈비뼈 전체를 서서히 확장한다. 숨을 내쉴 때 갈비뼈 아랫부분부터 서서히 조이며 확장되었던 몸통을 줄인다. 내쉬는 숨의 끝으로 갈수록 웃디야나 반다를 조금 디 적용하면 몸통을 줄이는 게 더 수월하다. 이때 성문에서 나는 호흡 소리를 들으며 5~10회 반복한다.

10 (1) 비라바드라 아사나 A
(2) 웃티타 파르스바코나 아사나
(3) 파리브르타 파르스바코나 아사나
(4) 말라 아사나

11 ① - ③, ② - ①, ⑭ - ②, ④   ①

12 ②

13 **잘못된 이유**: 척추가 둥글게 말렸다.
올바른 실행법: 무릎을 살짝 굽히고 척추를 곧게 편 후 골반을 앞으로 굽힌다. 다리 뒷면의 당김이 느껴질 정도로만 무릎을 굽힌다.

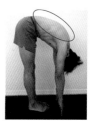

14 ③

15 ④

16 ①

17 ④

18 ②

19 부자피다 아사나, 엉덩이, 웃디야나, 5, 코끝

20 ④

21 ④

22 ①

23 몸(신체, 육체, 육신)

24 ① 마음 작용(동요)의 소멸(사라짐, 제거)
② 8단계 요가(8가지 요가, 아스탕가 요가)
③ 명상(사마디)

25 ④

26 ①

27 ④

28 ③

29 ③

30 우리의 감각 기관들은 감각 대상에 집착하여 그것과 결합하면서 마음의 동요가 일어나기 때문이다.

01 필라테스는 재활 치료를 위해 만들어진 프로그램으로 현재는 몸의 움직임을 스스로 조절하기 위한 운동법으로 발전했다. 유연성과 지구력, 몸의 조절 능력과 호흡을 배우며 그중에서도 복부 중심의 근육을 강화하는 데 중점을 두고 그 과정에서 몸 전체를 강화하고 균형을 맞춰간다. 즉, 목적이 확실히 운동에 있다. 반면 요가의 목적은 '내 몸과 마음을, 더 나아가 삶의 균형을 찾아 결국 내면의 평화에 이르는 것'이다. 요가 수련 과정을 통해 몸이 균형을 잡게 되고 건강해지기는 하지만 육체 단련이 최종 목적이 아니다. 몸이 유연해지고 아름답게 가꾸어지는 것은 수련을 통해 부수적으로 따라오는 것이다.

02 ①

03 ③

04 발바닥, 골반, 귀, 앞, 뒤, 바닥

05 아랫배를 단단히 조이고 꼬리뼈를 바닥 쪽으로 말아 내리며 다리를 곧게 펴 들어 올린다. 이때 허리가 아닌 엉덩이 근육에 힘이 들어가는지 확인한다.

06 ④

07 웃디야나 반다, 잘란다라 반다

08 **방법**: 들숨에 가슴부터 옆구리 갈비뼈 등 흉곽 전체를 사방으로 확장한다. 이때 아랫배는 가만히 있다. 날숨에는 아래쪽 갈비뼈부터 쥐어짜내듯이 확장했던 모든 공간을 줄이며 내쉬는 숨의 끝으로 갈수록 웃디야나 반다를 조금씩 더 실행한다. 호흡을 할 때 어깨가 들썩이지 않아야 한다.
특징: 몸에 열을 내어 따뜻하게 데워주는 역할을 하며 몸의 중심을 잡아주는 웃디야나 반다를 실행하기에도 알맞은 호흡법이다. 따라서 자세의 난이도가 높아질수록 이 호흡법을 적용하면 부상의 위험을 줄일 수 있다. 성문을 수축해 숨이 들어오고 나가는 양을 조절해 숨의 길이를 늘일 수 있고 소리를 직접 들으며 몸의 리듬을 호흡과 맞추며 집중할 수 있다.

09 ②

10 요가수트라

11 ②

12 아치는 발 안쪽으로 발바닥의 균형이 무너지는 것을 막아준다. 균형이 무너지면 발목 안쪽과 무릎 안으로 무게가 실리고 곧 통증과 부상으로 이어질 수 있다. 아치는 허벅지 안, 밖, 앞, 뒤 고르게 힘을 쓰게 균형을 맞추고 무릎 관절의 공간을 유지시켜주어 무릎에 무게를 싣는 것이 아닌 허벅지로 선 자세를 수행할 수 있도록 돕는다. 관절의 부상을 예방해주는 것이다.

13 **잘못된 이유**: 오른쪽 다리가 왼쪽으로 쓰러졌다.
올바른 실행법: 오른쪽 다리는 바닥과 수직으로 세워야 한다. 왼쪽으로 쓰러진 오른쪽 다리를 밖으로 밀어 바닥과 수직으로 세운다. 오른쪽 발날 바깥쪽에 힘을 주고 발

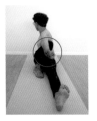

뒤꿈치를 바닥으로 누른다. 오른쪽 엉덩이가 바닥에 닿아야 하고 오른 엉덩이를 바닥으로 누르며 뒤로 민다. 오른쪽 다리가 회전의 중심축이다.

14 ④

15 ③

16 ④

17 날숨, 들숨, 날숨, 들숨, 날숨

18 ③

19 숩타 파당구쉬타 아사나 A
등을 바닥에 대고 바르게 누워 들숨에 오른발을 잡아 들어 올리고 날숨에 상체를 일으킨 후 턱을 정강이에 댄다. 왼손은 왼쪽 허벅지를 누르고 왼쪽 다리를 바닥으로 강하게 누른다. 아랫배를 조이고 어깨와 목에 힘이 들어가지 않게 한다. 발가락을 응시하며 5회 호흡한다.

20 ①

21 영성과 해탈

22 ③

23 파탄잘리

24 오래 앉아서 집중할 수 있도록, 명상을 하기 위해서

25 야마(금계), 니야마(권계), 아사나(좌법), 프라나야마(호흡법), 프라티야하라(감각의 철수 또는 제감), 다라나(정신 집중), 디야나(선정), 사마디(삼매)

26 음식으로 이루어진 몸(육체)
　　가볍고 맑은 음식을 가려 먹으며 요가의 아사나 등을 수
　　련해야 한다.

27 종교가 있는 사람은 자신의 종교에서 공경하는 신이나
　　성인에 대한 북상, 기노, 사색, 에베 올괴는 것 등이 있으
　　며, 종교가 없는 사람은 이슈와라를 개인적 자아를 넘어
　　서는 (초개인적, 근원적, 보편적인) 초월적 원리에 자신을 내
　　려놓거나, 연결된다는 생각을 갖고 수용적이고 개방적인
　　마음을 갖는다.

28 ②

29 ③

30 ②

---

01 쿠르마 아사나, 아기 자세, 누운 영웅 자세, 파스치모타나
　　아사나

02 ②

03 ①

04 ②

05 무릎을 살짝 굽히고 발바닥 안에 아치 모양을 확인한 후
　　발로 바닥을 밀면서 동시에 살짝 움켜쥐라고 한다. 무릎
　　이 아닌 허벅지를 부드럽게 수축해 허벅지와 엉덩이 힘
　　으로 서라고 한다.

06 대각선 앞 또는 대각선 위

07 **잘못된 이유**: 골반이 전방 경사되어
　　허리가 뒤로 꺾이면서 상체가 앞으
　　로 쏟아셨다.
　　올바른 실행법: 아랫배를 허리 쪽
　　으로 조이고 꼬리뼈를 바닥으로 단
　　단히 눌러 골반을 중립으로 만들고
　　앞으로 기울었던 상체를 뒤로 이동
　　해 바닥과 수직으로 만든다.

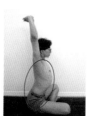

08 ②

09 조여져서 불편한 오른쪽 허리 아래로 숨을 마시고 내쉰다
　　고 상상한다. 위쪽 옆구리를 늘임과 동시에 위로 들어 올
　　리면 아래쪽 허리에 미세한 공간이 생겨 한결 편해진다.

10 오른쪽 다리 뒤, 왼쪽 허벅지 앞쪽, 오른쪽 어깨부터 등,
　　허리, 엉덩이 바깥쪽, 왼쪽 어깨부터 목까지

11 ⑦ - ⑤ - ③ - ⑥ - ④ - ⑧ - ② - ① - ④ - ⑧ - ② - ⑨ -
　　④ - ⑧ - ② - ⑥ - ③ - ⑤ - ⑦

12 잠금, 프라나, 목, 복부, 회음

13 ④

14 코끝, 엄지손가락, 미간, 배꼽, 위, 손, 발가락, 왼쪽 먼 곳,
　　오른쪽 먼 곳

15 무릎을 구부린 쪽 엉덩이가 들려서 왼쪽으로 몸이 기울
　　어 숭심을 집을 수 없는 경우 편 다리 쪽 엉덩이 아래에
　　담요를 깔아 양쪽 골반을 수평으로 맞추었다.

16 ④

17 ①

18 ①

19 차크라 아사나

25 하타 요가의 의미는 두 가지가 있다. 첫 번째는 '힘에 의한 요가'이다. '힘에 의한 요가'는 하타 요가가 주로 신체적 시스템, 물리적 수련을 하는 것과 관련된다. 다른 하나는 '해와 달의 결합'이다. 해와 달은 각 인체 내부의 에너지인 프라나와 아파나를 의미하기도 하는데, 하타 요가의 주요 수련법이 프라나와 아파나를 결합하여 쿤달리니의 각성을 이끌어내는 것이기 때문이다.

29 우리의 감각 기관은 대상에 이끌려 다니며 마음을 동요하게 만든다. 마차에 묶은 말들이 제멋대로 날뛰지 않도록 길들여 원하는 길을 가게 해야 마차에 탄 주인이 목적지에 도착할 수 있듯이, 감각 기관 역시 감각 대상과 결합하여 마음이 동요하지 않도록 길들이는 과정이 프라티야하라이다. 프라티야하라를 통해서 내적으로 집중할 수 있는 상태를 만든다.

ADVANCED   정답   **4**회

---

01 양발을 11자로 모아 서고 코끝을 응시한다. 발은 바닥 아래로 깊게 누르고 척추와 정수리는 위로 길게 늘인다. 양쪽 허벅지 앞을 끌어 올리고, 아랫배를 조인다. 꼬리뼈를 아래로 말아 내려 허리가 뒤로 젖혀지지 않게 한다. 가슴을 확장하고 양쪽 어깨가 좌우로 서로 멀어지게 한다. 귀와 어깨를 멀리 두고 턱을 뒤통수 쪽으로 살짝 당겨 어깨와 귀를 수직으로 둔다.

02 **잘못된 이유**: 골반이 틀어졌다.
올바른 실행법: 오른쪽 골반을 뒤로 더 밀고 왼쪽 골반을 앞으로 이동해 양쪽 골반의 높이를 맞춘다. 양쪽 허리의 길이도 같아야 한다.

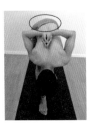

03 ④

04 (1) 도덕적 계율   (5) 감각의 철수
     (2) 자기 수련   (6) 집중
     (3) 좌법   (7) 명상 혹은 선정
     (4) 호흡 수련   (8) 삼매

05 웃디야나 반다, 이것이 적용되지 않으면 복부에 힘이 풀려 허리가 꺾이고 요통이 올 수 있다.

06 **잘못된 이유**: 골반이 틀어졌다.
올바른 실행법: 오른쪽 골반을 뒤로 빼고 아래로 낮춰 양쪽 골반의 높이와 좌우를 같게 한다.

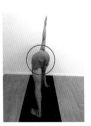

07 ①

08 (1) 아르다 밧다 파드모타나 아사나
     (2) 웃카타 아사나
     (3) 비라바드라 아사나 B

09 **잘못된 이유**: 골반이 전방 경사되어 상체가 앞으로 기울었다.
올바른 실행법: 꼬리뼈를 바닥으로 낮추고 아랫배를 뒤로 조여 골반을 중립으로 두고 앞으로 기운 상체를 바닥과 수직으로 세운다.

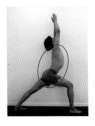